Über funktionelle Anpassung

ihre Grenzen, ihre Gesetze in ihrer Bedeutung für die Heilkunde

von

Dr. med. **Willi G. Lange**

Charlottenburg

Nach dem Tode des im Felde gefallenen Verfassers
herausgegeben von
Wilhelm Roux

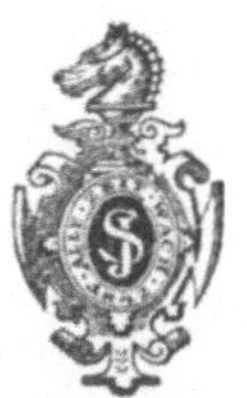

Springer-Verlag Berlin Heidelberg GmbH

1917

ISBN 978-3-662-42697-5   ISBN 978-3-662-42974-7 (eBook)
DOI 10.1007/978-3-662-42974-7

Vorwort.

Der Herr Verfasser sandte mir gegen Ende März d. J., unmittelbar vor seinem Abgang ins Feld nach Rumänien, die nachstehende Abhandlung mit dem Wunsche ein, daß sie möglichst bald publiziert werde, da sie gerade jetzt, bei der orthopädischen Behandlung von Kriegsverletzten von Nutzen sein könnte. Dem zustimmend veranlaßte ich ihr möglichst schnelles Erscheinen und entsprach zugleich dem weiteren Wunsche des Autors, da er sich im Wesentlichen auf meine Arbeiten stützt aber die Originalarbeiten während der Abfassung nicht zur Verfügung gehabt hatte, die speziellen Hinweise auf diese Arbeiten einzufügen. Das geschah in Form einiger, durch Einschluß in eckige Klammern gekennzeichneter Einschaltungen.

Drei Wochen später kam die Nachricht vom jähen Tode des jungen opfermutigen Arztes; er war der Ansteckung an Fleckfieber in einem türkischen Lazarett erlegen. So wurde ein reich angelegtes, zu großen Hoffnungen für die medizinische Wissenschaft berechtigendes Leben vorzeitig beendet. Nur fünf Jahre war ihm nach der Doktorpromotion zu wirken vergönnt; diese waren von wissenschaftlichem Denken und Streben ausgefüllt. Das bekundet schon die vorliegende Abhandlung, indem sie drei verschiedene Gebiete: die gestaltende funktionelle Anpassung der Gewebe, die Anpassung an bakterielle, inkretorische und anorganische Gifte, sowie die Anpassungsvorgänge der Heilung von Substanzverlusten und an Wärmeverluste mit eigner Auffassung bearbeitet zeigt. Außerdem kündet der Verfasser in ihr einige weitere Arbeiten an, die nach mir gewordenem Berichte zum Teil in fast beendeter Ausarbeitung in seinem Nachlaß sich vorgefunden haben und wohl von befreundeter Seite veröffentlicht werden werden.

Wie der Verfasser, schon erkrankt, aus dem Felde schrieb, war es ihm eine große Freude, zu wissen, daß seine Arbeit nunmehr und zwar bald veröffentlicht werde. Es war seine letzte Freude!

Dr. Lange ist im Jahre 1885 in Prinkipo bei Konstantinopel geboren.

Als Kandidat der Medizin hatte er eine akademische Preisarbeit „Über die Struktur der Purkinje schen Fasern" gelöst (1908). Ihr folgten:

„Anatomische und experimentelle Untersuchungen über das Reizleitungssystem im Eidechsenherzen" (unter His gearbeitet. Zeitschr. f. experimentelle Pathologie u. Therapie, Bd. 8. 1910).

Dann 1912 die bei O. Hertwig und His gearbeitete Doktor-Dissertation „Über die anatomischen Grundlagen für eine myogene Theorie des Herzschlages" (Archiv f. mikroskopische Anatomie Bd. 84). .

Histologische Technik für Zahnärzte, Berlin 1913.

Ein praktisches Volumenometer für physiologische und klinische Zwecke (Körperdichte, Lungenvolumenbestimmung). Arch f. d. ges. Physiol. Bd. 159. 1914.

Seine Arbeiten werden das wissenschaftliche Andenken des den Heldentod für das Vaterland gestorbenen jungen Arztes zu Ehren bringen, es bewahren und Bedauern über das vorzeitige Ende seiner wissenschaftlichen Entwicklung und Leistungen erwecken.

Es liegt im Interesse der Orthopädie, daß ein anderer, gleich dem Verstorbenen theoretisch und praktisch veranlagter und interessierter Arzt die von diesem unternommene Arbeit fortsetzt, indem er sich bestrebt, die Lehre von der funktionellen Anpassung (NB. auch auf experimentellem Wege) kausal-analytisch weiterzuführen und die so gewonnene Einsicht synthetisch der Praxis möglichst nutzbar zu machen (s. S. 25).

Ersteres ist zugleich eine der Aufgaben des zu wünschenden **Forschungsinstitutes für Entwicklungsmechanik des Menschen und der Säugetiere.**

Dieses Institut soll unter der Leitung eines chirurgisch, orthopädisch und gynäkologisch sowie pathologisch-anatomisch und teratologisch ausgebildeten Direktors die auf diesen Gebieten gemachten Erfahrungen zu Rückschlüssen auf die „normalen gestaltenden Wirkungsweisen der einzelnen Gewebsarten und Organe" sowie auf die Faktoren dieses Wirkens verwerten; und durch kausal-analytische Experimente an Säugetieren diese Erkenntnis vervollständigen. Durch die Kombination der beiderlei

Ergebnisse wird wichtige kausale Einsicht in das Gestaltungs-
geschehen des Menschen gewonnen, welche in ihrer Rückanwendung
auf die genannten klinischen Fächer den Umfang des heilbrin-
genden Wirkens derselben noch um vieles mehr erweitern kann,
als es die jetzt noch geringe kausale Einsicht in das Bildungs-
geschehen gleichwohl schon, durch ingeniöse chirurgische und
orthopädische Anwendung und Weiterbildung der praktischen
Erfahrungen seitens vieler ausgezeichneter Ärzte zur Hilfe und
zum Troste Tausender von Kriegsverletzten in bewundernswürdiger
Weise bereits gestattet hat[1]).

Hoffentlich unterstützen maßgebende ärztliche Persönlichkei-
ten die Errichtung dieses Institutes durch ihre Fürsprache an
geeigneter Stelle!

Halle a. S., d. 1. Mai 1917.

W. Roux.

---

[1]) Weiteres über dieses von der „Kaiser-Wilhelm-Gesellschaft zur
Förderung der Wissenschaften", welche in der kurzen Zeit ihres Bestehens
schon überaus schöpferisch tätig gewesen ist, in wiedergekehrter Friedens-
zeit zu erbittende Institut (oder Abteilung eines anderen Instituts) siehe:
in W. Roux, Kaiser-Wilhelm-Institut für Biologie in Dahlem, Archiv f.
Entwicklungsmechanik Bd. 42, 514 sowie daselbst Bd. 25, 492, und „Die Entwicklungsmechanik" in „Das Land Goethes 1914—1916", S. 104. Stuttgart.

Inhaltsübersicht.

1. Einleitung.

Die folgenden Auseinandersetzungen gehören in eine Reihe noch nicht abgeschlossener zusammenhängender Untersuchungen über die Bedeutung der Lehre von der funktionellen Anpassung für die Heilkunde. Ihre jetzige Veröffentlichung erfolgt, weil die darin entwickelten Gedanken mir von Wert erscheinen für Fragen, die zur Zeit besondere Teilnahme erregen: Die Ausführungen über Anpassung des Muskels und des Stützgewebes sind wichtig für die Orthopädie; diejenigen über Anpassung an Bakteriengifte bringen wohl neue aussichtsreiche Gesichtspunkte für die Theorie und Praxis der Schutz- und Heilimpfungen mit abgetöteten Bakterien.

2. Allgemeines über Anpassungsreize und über Anpassung an Mehrarbeit.

Unter den unzähligen, möglichen, ihrer Natur und ihrer Wirkung nach so verschiedenen Reizen sind zwei Arten für die Krankheitslehre und die Heilkunst von hervorragender Bedeutung: Es sind einmal diejenigen, die für die Entwicklung und Erhaltung bestimmter Formen und Tätigkeiten des Gesamtkörpers oder seiner Teile notwendig sind, andererseits solche, welche Abwehr- und Ausgleichsreaktionen des Körpers auslösen. Zu ersteren gehören z. B. die Belastungsreize, die die Bildung und Erhaltung der Struktur der Knochen bewirken, zu letzteren etwa die Bakteriengifte, die die verschiedensten Schutzmaßregeln des Körpers wecken. Mehreres kennzeichnet diese beiden Reizarten vor anderen. In ganz besonderem Maße gilt für sie, was von jeher als ein besonderes Merkmal der Reize überhaupt galt, durch das sie, die nur der lebendigen Substanz zukommen, sich von Erscheinungen der unbelebten Welt unterscheiden: daß bei ihnen keine einfache Beziehung zwischen Reiz und Reizerfolg besteht. Zu denken ist hierbei weniger an das Mengenverhältnis, das oft zwischen Größe des Reizes und Größe des Reizerfolges besteht, indem eine ganz kleine Energiemenge als Reiz eine sehr viel größere Energiemenge als Wirkung entstehen läßt, sondern vornehmlich an Unterschiede der Qualität, der Richtung. Es sind die Reizerfolge im Vergleich mit Erscheinungen an toten, physikalischen und chemischen Systemen ganz unerwartete. Sie sind z. B. ihrer Richtung nach sogar den Reizen oft ganz entgegengesetzt, heben ihre Wirkung auf: anstatt daß ein oft arbeitender Muskel seine Spannkraft verliert, nimmt diese zu; anstatt sich stärker zu krümmen oder kürzer zu werden, wird ein Knochen unter der Belastung gerade und länger.

So unerwartet aber auch Art, Richtung und Größe dieser Reizwirkungen sind, verglichen mit Vorgängen der anorganischen Welt, so gesetzmäßig und in bezug auf das Ziel folgerichtig sind sie doch in ihrer Bedeutung für die Lebewesen: Diese als Ganzes oder ihre Teile passen sich ihnen in zweckmäßiger Weise an.

Die Bedeutung solcher Anpassungserscheinungen für die Heilkunde liegt auf der Hand; es seien im folgenden die Gesetze und die Grenzen ihres Eintretens dargestellt.

Ich beginne mit der am längsten bekannten, wohl weil auffälligsten Art solcher direkter zweckmäßiger Anpassung, mit derjenigen an vermehrte Tätigkeit. Als allgemeine Eigenschaft des tierischen Körpers beschrieben wurde sie zuerst von Lamarck in seinen Feststellungen über den Einfluß des Gebrauches und der Übung auf die Entwicklung und Ausbildung der Organe. Unser heutiges Wissen von dem Umfang und den Gesetzen ihres Auftretens bei allen Geweben und Organen verdanken wir aber vornehmlich den eingehenden Untersuchungen von Wilhelm Roux.

Roux stellte (1879) zwei Grundgesetze der „funktionellen Anpassung" auf: Das erste „physiologische" lautet: Die stärkere Funktion ändert die qualitative Beschaffenheit der Organe, indem sie die spezifische Leistungsfähigkeit derselben erhöht. Die Gültigkeit dieses Gesetzes wird z. B. erwiesen durch die Tatsache, daß die Muskulatur des rechten Armes, der mehr gebraucht wird als der linke, nicht nur voluminöser, sondern auch relativ leistungsfähiger ist, als die des linken Armes. Das zweite „morphologische" Grundgesetz besagt, daß die stärkere Funktion ein Organ nur in denjenigen Dimensionen vergrößert, welche die stärkere Funktion leisten. So hypertrophiert eine Sehne nur in den beiden Dimensionen der Dicke, wenn sie stärker belastet wird als vorher, dagegen nur in der einen Dimension der Länge, wenn Ursprung und Ansatz dauernd weiter auseinanderrücken als zuvor.

Von den wohldurchdachten, durch viele Beispiele aus der vergleichenden Anatomie, der Entwicklungsgeschichte, der Krankheitslehre begründeten Ausführungen Rouxs ist heutzutage in der Heilkunde fast nur die Tatsache der Anpassung durch Arbeitshypertrophie, aber auch nicht vollständig, bekannt. Sie sind in jüngster Zeit von Klinikern, die sich mit der Frage der Arbeitshypertrophie des Herzens befaßt haben, mehrfach in die gedankenlose Formel gebracht worden: Jede vermehrte Arbeit bedingt eine Massenzunahme des arbeitenden Organs. So sagt z. B. Grober (siehe Lit.-Verz. 1913). „Überall da, wo von Organen eine Mehrleistung beansprucht wird, wächst infolge eines uns in seinen Grundsätzen noch unbekannten biologischen Gesetzes die Masse der tätigen Substanz"; und von dem Muskel nehmen diese Forscher einfach an, daß Mehrarbeit ihn stets dicker mache. In dieser Fassung ist aber der Satz von der Arbeitshypertrophie zweifellos falsch: es würde die Zunahme der Masse eines Organs durch jede Mehrarbeit durchaus nicht immer etwas Zweckmäßiges darstellen.

3. Theoretisches über Anpassung an vermehrte aktive Leistung.

a) Des Muskelgewebes.

Untersuchen wir zunächst die Erscheinungen am Muskel. Ein tätiger Muskel läßt sich vergleichen mit einer Maschine, die mechanische Arbeit leistet. Als Maß der mechanischen Arbeit gilt das Meterkilogramm, d. h. diejenige Arbeit, welche erforderlich ist, um ein Kilogramm einen Meter hoch zu heben. Halten wir uns zunächst an einen Muskel, der wie die meisten quergestreiften Extremitätenmuskeln eine bestimmte Arbeit am Tage in von Ruhepausen unterbrochener Tätigkeit leistet. Eine Maschine, die nicht dauernd, sondern mit Unterbrechungen arbeitend ein bestimmtes Maß von Meterkilogrammen bewältigt, kann auf zweierlei Weise Mehrarbeit vollbringen: Entweder sie ist täglich die gleiche Zeit, z. B. die gleiche Stundenzahl tätig, wie vorher, überwindet aber jetzt einen größeren Widerstand in der Zeiteinheit, d. h. sie arbeitet mit größerer Kraft; oder aber ihre Kraft, ihre Belastung bleibt gleich, dafür ist die Maschine eine längere Stundenzahl am Tage im Gange. Als Beispiel diene eine Kolbendampfmaschine, bei der die Arbeit verrichtet wird, indem der Dampf den Kolben im Zylinder gegen einen Widerstand auf und ab bewegt. Bleiben die sonstigen Bedingungen, Dampfspannung, Hubhöhe des Kolbens, Schnelligkeit der Hin- und Herbewegungen während der Tätigkeit gleich, so ist eine Mehrarbeit nach der ersten genannten Art, d. h. mit größerer Kraft, gegen höhere Belastung nur möglich durch Vergrößerung des Kolbenquerschnittes. Genau dasselbe gilt für den Muskel. Nur dann also, wenn ein Muskel mit größerer Kraft als vorher, d. h. durch Überwindung eines größeren Widerstandes in der Zeiteinheit eine Mehrarbeit leistet, müßte sein tätiger Querschnitt, sei es durch Verdickung jeder einzelnen Muskelfaser, sie es durch Vermehrung ihrer Gesamtzahl, zunehmen. Schafft der Muskel dagegen mehr, indem er gegen die gleiche Belastung wie vorher, aber längere Zeit tätig ist, so ist eine Zunahme seiner kontraktilen Substanz nicht erforderlich; es muß jetzt nur seine Fähigkeit, längere Zeit als vorher ohne Ermüdung zu arbeiten, sich vergrößern; es müssen ihm längere Zeit als vorher Nährstoffe zur Verfügung stehen, Abfalls- oder Ermüdungsstoffe besser und andauernder fortgeschafft werden können. Die Art, wie der Muskel nach diesen beiden bisher besprochenen Hauptmöglichkeiten, einerseits durch größere Kraft, andererseits durch größere Dauerarbeit mehr leistet, kann im Einzelfalle sehr verschieden sein. Größere Kraft wird auf folgende drei Arten veränderter Tätigkeit erzielt: Entweder es nimmt bei in der Zeiteinheit gleichbleibender Zahl und bei gleicher Ergiebigkeit der Zusammenziehungen das Gewicht der Last zu, oder bei gleichem Gewicht vermehrt sich entweder die Zahl der Zusammenziehungen pro Sekunde, oder endlich ihre Ergiebigkeit. Der Einfluß auf die Zunahme der tätigen Masse müßte in jedem Falle der gleiche und allein proportionell der dabei entwickelten Kraft sein. Es läßt sich beweisen, daß tatsächlich die Muskelhypertrophie genau so zweckmäßig erfolgt, wie es nach diesen Auseinandersetzungen vom mechanisch-technischen Standpunkt allein richtig erscheint. In einer Arbeit mit Dr. Brustmann soll dies im einzelnen für die mannigfachen Muskelleistungen gezeigt werden, die in den vielen Abarten des heutigen Sportes beobachtet werden können. In überraschender Weise lassen sich einfach die durch die besondere Leistung bedingten charakteristischen körperlichen Merkmale der Vertreter der einzelnen Sportzweige erklären; es ergeben sich aber auch grundlegende Anhaltspunkte für eine wissenschaftliche zweckmäßige Vorbereitung (Training) zu irgendeiner Höchstleistung.

Hier genügen einige Beispiele. Nur dort sehen wir bei Leuten, die durch Beruf oder im Sport zu Höchstleistungen befähigt sind, in den beiden Dimensionen der Dicke hypertrophierte Muskeln, wo diese in der Zeiteinheit eine große Arbeit verrichten. Ein Athlet, der innerhalb weniger Sekunden durch Heben eines schweren Gewichts, durch einen Schnellauf, durch einen Sprung sehr große Kraft entwickelt, verfügt über eine massige Muskulatur. Dauerläufern, Dauergehern, Dauerschwimmern fehlt sie.

Ganz und gar nebensächlich ist dabei für die Entwicklung der Muskelmasse etwa die absolute Leistung, die Tagesarbeit. Diese kann bei dem Übergang von Kraftarbeit zu Dauertätigkeit sogar zunehmen, während gleichzeitig die Muskelmasse abnimmt. Geht ein Muskel, der vorher eine bestimmte Zahl von Meter kilogramm durch kurze Kraftleistungen erzeugte, dazu über, eine größere Arbeitsmenge dadurch zu bewältigen, daß er zwar in der Zeiteinheit weniger leistet, dafür aber täglich eine längere Zeit arbeitet, so kann seine Masse, obwohl sie jetzt mehr arbeitet, abnehmen; und diese Abnahme ist eine durchaus zweckmäßige Anpassung. Der Satz, daß Mehrarbeit eine Massenzunahme bewirkt, ist in diesem Falle gänzlich falsch.

Alle diese Auseinandersetzungen sind für jeden, der mit den Grundbegriffen der Lehre von der mechanischen Arbeit vertraut ist, eigentlich so selbstverständlich, daß ich fast um Entschuldigung bitten möchte wegen der ausführlichen Darstellung. Und doch war sie unbedingt erforderlich, denn ihre Ergebnisse sind merkwürdigerweise, obwohl sie sicher vielen undeutlich vertraut waren, bisher nie klar ausgesprochen worden. Ihre Nichtkenntnis ist die Ursache, daß so manche scheinbaren Widersprüche in der Lehre von der Arbeitshypertrophie, in dem so wechselnden Verhalten von Geweben und Organen gegenüber anscheinend einander ganz ähnlichen Beanspruchungen nicht geklärt wurden, daß in der

Lehre von der Übung und ihrer praktischen Anwendung in der
Orthopädie oft so grundfalsche Vorstellungen gültig sind. Diese
Unkenntnis ist ferner in der Anatomie und Physiologie, aber auch
der Klinik und Pathologie der Muskeln schuld daran, daß den
beiden wichtigen Grenzfällen, der Kraftmuskeln einerseits,
der Dauermuskeln andererseits, nur wenig Interesse entgegen-
gebracht wurde, obwohl bei ihnen allein wesentliche Unterschiede
zu erwarten waren, sowohl was makroskopischen und mikro-
skopischen Bau, als auch das Verhalten gegenüber Schädigungen,
bei Entartungen anlangt. Statt dessen stellt man mit Vorliebe
gegenüber die rasch und die träg zuckenden Muskeln und
wunderte sich, daß ihr Verhalten keinem klaren Gesetz unter-
worfen war.

Die Erklärung dafür, daß solche ungenauen und zum Teil
ganz falschen Vorstellungen über die Anpassung an Mehrarbeit
sich bilden konnten, liegt vielleicht in folgendem. Man hatte die
Tatsache der Arbeitshypertrophie festgestellt. Das Zweckmäßige
im Verhalten des Organismus war daran die auffälligste Erscheinung. Man glaubte schnell eine ausreichende „natürliche" Erklärung für sie zu haben. Es sollte jede Tätigkeit an sich stets
eine Zunahme der tätigen Substanz bewirken. (Aktivitätshypertrophie) durch die bessere Ernährung infolge der jede Muskeltätigkeit begleitenden stärkeren Blutversorgung. Diesen Einfluß
der Ernährung auf das Wachstum hielt man für zweifellos, schien
er doch auch das Wirksame zu sein bei der Entstehung der Inaktivitätsatrophie, wo die Untätigkeit begleitet wird von einer
Verminderung der ernährenden Blutzufuhr und damit von ver-
ringertem Wachstum.

Für solche Erklärer lag natürlich keine Veranlassung vor,
einen ungleichartigen Einfluß verschiedener Arbeitsweisen des
Muskels auf seine Massenzunahme zu vermuten; Tätigkeit allein
bzw. vermehrte Tätigkeit allein schien das Ausschlaggebende zu sein.

Wir wissen jetzt, daß die scheinbar so einleuchtende Erklärung
der Arbeitshypertrophie aus besserer Durchblutung und Ernährung des tätigen Gebildes nicht für den Gesamtkörper und die
Teile des schon entwickelten Wirbeltieres gilt. Abnorm große
Blutzufuhr, Hyperämie macht für sich allein vermehrtes Wachstum fast nur beim Embryo, nur während der sogenannten embryonalen oder ersten der vier Rouxschen kausalen Haupt-

perioden der Ontogenese. (Eine Ausnahme macht bis zu einem gewissen Grade das Bindegewebe.)

Es gab nun, worauf später noch einzugehen sein wird, Forscher, die keinen Wert auf eine einfache „mechanische" Erklärung für die Erscheinungen der Anpassung des Muskels an seine Arbeit legten, die vielmehr in dem Bestreben der Organe, nur „zweckmäßig" sich zu verhalten, die Ursache und eine genügende Erklärung für die Massenzunahme tätiger Muskeln und anderer Gewebe und Organe sahen. Daß diese Teleologen nicht auf die nach obigen Ausführungen für die so naheliegende Feststellung eines gänzlich verschiedenen Verhaltens der Muskeln gegenüber Kraft- und Dauerarbeit kamen, liegt daran, daß sie ohne weiteres die Muskeln, aber auch andere tätige Organe, insbesondere die Drüsen, mit den Arbeitsmaschinen der Technik des täglichen Lebens verglichen.

Diese Maschinen aber sind in der weitaus größeren Zahl der Fälle ununterbrochen tätig. Soweit sie es nicht sind, haben sie entweder ohne weiteres die Fähigkeit zu Dauerarbeit, oder die Unfähigkeit liegt nicht in den zu geringen Ausmessungen der arbeitenden Teile begründet, sondern in außerhalb liegenden Einrichtungen, Dampfkessel, Heizstoffbehälter, Heizstoffzuführung und ähnlichem.

Aus diesen Gründen wird ja bei allen unbelebten Maschinen die Leistungsfähigkeit beurteilt nach ihrer Leistung in der Zeiteinheit, d. h. nach der Kraft, die sie entwickeln. Als Maßeinheit gilt deshalb für sie das Meterkilogramm pro Sekunde oder sein Vielfaches: die Pferdekraft. Spricht man in der Technik von einer leistungsfähigeren Maschine — Automobil-, Flugzeugs-, Schiffsmotor — so versteht man darunter fast immer eine in der Zeiteinheit mehr schaffende Maschine.

Für zwei solche von derselben Bauart ist es allein gestattet, immer anzunehmen, daß die „mehr arbeitende" größere Dimensionen der die Kraft erzeugenden Teile aufweist, als die „weniger arbeitende".

Nur für diejenigen Muskeln also, die in ihrer Tätigkeit mit den Maschinen des täglichen Lebens unmittelbar verglichen werden können, d. h. also nur für die ununterbrochen arbeitenden gilt der Satz, daß „jede Mehrarbeit eine Zunahme der tätigen Substanz bewirke".

Von den Muskeln des Wirbeltierkörpers ist dies nur das Herz. Für dieses würde allerdings jede Mehrarbeit eine Zunahme seiner Muskelmasse nach sich ziehen. Es muß aber berücksichtigt werden, daß nicht jede vermehrte Tätigkeit des Herzens wirklich eine Mehrarbeit bedeutet. Das Herz hat in hohem Maße, kaum vergleichbar mit irgendeiner technischen Maschine, die Fähigkeit, die Art, wie es seine Arbeit vollbringt, jederzeit zu verändern, obwohl es gleichbleibend tätig ist: Es kann sich öfter in der Zeiteinheit zusammenziehen als vorher (trotzdem kann die Kraft gleichbleiben, indem sich die Last, d. h. der Widerstand des Blutes, verringert); es kann die Hubhöhe, die Ergiebigkeit der Zusammenziehung bei gleichbleibender Zahl pro Sekunde verändert werden; eine Massenzunahme wird immer nur dann erforderlich, wenn die Belastung des Querschnitts, d. h. wenn die Spannung der Muskelfasern bei der Tätigkeit steigt.

Die hier gegebene Darstellung des Einflusses verschiedener Tätigkeit auf den Muskel ergänzt und berichtigt in mancher Beziehung unsere bisherigen Kenntnisse. In der klinischen Literatur der Herzkrankheiten spielen nun zwei Arbeiten — von Horvath und Asch — eine gewisse Rolle, in denen von den bislang gültigen und von den hier entwickelten völlig abweichende Vorstellungen über die Arbeitshypertrophie der Muskulatur vertreten werden. Trotz der großen Bedeutung, die die Lehre von der Arbeitsanpassung des Muskels fraglos für die Theorie und Praxis nicht nur der Herzkrankheiten hat, ist eine eingehende Kritik der Arbeiten Horvaths und Aschs niemals versucht worden. Besonders ersterer wird bei Erörterungen über die Hypertrophie des Herzmuskels stets genannt. Seine Ansichten werden zwar von der Mehrzahl der Forscher abgelehnt, meist aber ohne nähere Begründung, obwohl allein die Zahl seiner Beweise sehr groß ist und sie sich fast auf alle Gebiete der Physiologie und Pathologie und Klinik muskulöser Gewebe und Organe erstrecken. Die Erkennung des Fehlers in seiner Beweisführung ist erst nach der hier gemachten Feststellung des Unterschiedes in der Wirkung von Dauerarbeit einerseits, von Kraftarbeit andererseits möglich geworden. Horvath sagt (s. 1898): „Damit, daß die Muskeln unserer rechten Hand mehr als die der linken und daß die Muskeln der Schmiede und Turner mehr als die Muskeln der Vertreter der Intelligenz entwickelt sind, ist auch alles Beweismaterial erschöpft, das die Physiologen und Pathologen sowie das gesamte Publikum und die Journalistik zugunsten der unumstößlichen Wahrheit dessen, daß die Muskeln durch Arbeit hypertrophisch werden, anführen können“; und weiter: „Eine Übersicht der Muskeln des Menschen und der höheren Tiere stellt unzweifelhaft fest, daß weder die Größe noch der Zuwachs der Muskeln in irgendeinem direkten oder indirekten Zusammenhange mit der geleisteten Arbeit stehen“, und führt als Beweis dafür das Herz, das Zwerchfell, die übrigen Atemmuskeln, die Zunge, die äußeren Augenmuskeln an, welche

alle beim Menschen ununterbrochen jahrelang arbeiten, ohne an Masse zu-
zunehmen. Er berichtet von russischen Ochsen, die jährlich fünf Monate
hintereinander täglich 300—400 Werst zurücklegen, ohne daß im Laufe
der Jahre eine Steigerung ihrer Arbeitsfähigkeit unter Zunahme ihrer Muskulatur eintritt. Ähnliche Beobachtungen bringt er von russischen Land-
arbeitern. Sie alle beweisen aber nur, daß Vergrößerung der Arbeitsleistung
durch Verlängerung der Arbeitsdauer keine Vermehrung der Muskelmasse
macht. Der Fehler in seinen Schlüssen liegt in der Verwechselung von Mehrarbeit in der Zeiteinheit mit Mehrarbeit durch Dauerarbeit. Eine mit großer
Konsequenz durchgeführte Anwendung dieser Verwechselung auf alle möglichen Erscheinungen der Muskeltätigkeit führt naturgemäß zu den selt-
samsten Gegensätzen mit gesicherten Erfahrungen, zu deren Klärung
Horvath dann die gewagtesten Hilfshypothesen heranziehen muß; andererseits zur künstlichen Herstellung von scheinbaren Widersprüchen der von
ihm bekämpften Lehre von der Arbeitshypertrophie mit ebensolchen Er-
fahrungstatsachen, die dann mit überlegenem Hochmut und beißender
Schärfe gegeißelt werden. Das zeigt sich insbesondere bei der Besprechung
der Lehre von der Arbeitshypertrophie des Herzens. Horvath leugnet
auch für das Herz den Einfluß der Mehrarbeit auf das Muskelwachstum.

Er glaubt nun für die Ursache der Muskelhypertrophie, in der er durchaus keinen zweckmäßigen Vorgang sieht, eine ganz andere Ursache entdeckt
zu haben als die vermehrte Tätigkeit, nämlich die bei mancher Muskelarbeit
auftretende passive Dehnung des Muskels. Diese Erscheinung der Dehnung
bezeichnet Horvath als Ficksches Moment. Er bezieht sich hierbei auf
die Untersuchungen von Fick über die Muskelarbeit aus dem Jahre 1866.
In diesen hatte Fick angegeben, daß die Gesamtarbeit bei der Zusammenziehung eines Muskels dann bedeutend größer ist, wenn der Hub ausgeht
von derjenigen Länge, bei welcher der Muskel in der Ruhe der angehängten
Last das Gleichgewicht hält, als wenn er von einer kleineren Länge erst
beginnt. Seit Horvath wird von Klinikern diesem Satz die Fassung gegeben: „Ein Muskel arbeitet dann besser, wenn er vor der Zusammenziehung
gedehnt wurde." (Die Berechtigung zu dieser Darstellung wurde wohl den
Worten Ficks entnommen: „Vergleicht man die Arbeitsleistung des belasteten und die des unbelasteten Muskels, so findet man die des ersteren
weitaus höher als die des letzteren. Die Arbeitsleistung des Muskels wird
also durch Erhöhung der Anfangsspannung beträchtlich vermehrt.") Das
klingt so und wurde auch so aufgefaßt, als ob der Dehnung an sich besonderer Wert zukomme, während tatsächlich nur die größere Länge des Muskels von Bedeutung ist. Horvath meint nun, daß nur dann, wenn dieses
Ficksche Moment, worunter er im besonderen eine Überdehnung des
Muskels über seine normale Länge bei völliger Erschlaffung versteht, auf-
trete, eine Hypertrophie des Muskels eintreten könne. Auf die Dehnung
bzw. auf die Überdehnung kommt es Horvath allein an. „Das Ficksche
Moment, welches die Hypertrophie bedingt, wird allemal vorhanden sein,
wenn die Bewegung des Muskels zur Kontraktion oder die Kontraktion
selbst den Muskel in einer größeren als normalen Ausdehnung trifft." Die
Hypertrophie eines Muskels, bei dem das Ficksche Moment auftritt, kommt
nicht etwa dadurch zustande, daß dieser Muskel eben besonders kräftig

arbeite (weil ihn die vorherige Dehnung dazu vor anderen befähigt). Horvath leugnet völlig das Zweckmäßige der Hypertrophie von Muskeln, er bestreitet deshalb auch, daß eine Beziehung zwischen der Dicke eines Muskels und seiner Arbeitsfähigkeit, seiner Kraft besteht. Da bei den meisten quergestreiften Extremitätenmuskeln eine Überdehnung vor der Zusammenziehung wegen der beschränkten Bewegungsfreiheit der Gelenke nicht möglich ist, bestreitet er überhaupt die Möglichkeit einer Hypertrophie solcher Muskeln durch Tätigkeit. Den Hauptbeweis für seine Auffassung von der Wirksamkeit des sog. Fickschen Momentes sieht er in dem Auftreten der Muskelhypertrophie von Hohlorganen, bei denen Hypertrophie stets mit einer Dehnung, mit einer Erweiterung verbunden ist. Als Beispiel nennt er das Verhalten des Herzens bei Klappenfehlern, von Magen, Darm, Blase, Harnleiter, wenn ihrer Entleerung sich ein Widerstand, der zu einer Dehnung führt, entgegenstellt. Auch bei dem pathologischen Muskelwachstum von Geschwülsten soll das Auftreten des Fickschen Moments das Wirksame sein: Myome enthalten alle kleine, mit Flüssigkeit erfüllte Hohlräume. Die Zunahme der Flüssigkeit bewirkt eine Dehnung der sie umgebenden Muskulatur, die Dehnung regt dann die Muskelverdickung an. Aus demselben Grunde wachse die schwangere Gebärmutter. Gerade das Beispiel der Gebärmutter hält Horvath für besonders beweisend für seine und gegen die übliche Lehre: Der wachsende Uterus leiste doch gar keine Arbeit, nachdem er sie aber geleistet, d. h. nach seiner Entleerung nehme er trotzdem ab. Das Aufhören des Fickschen Moments beende das Muskelwachstum. Abnahme der Spannung sei das Wirksame bei der Atrophie eines muskulösen Organes, nicht etwa das Aufhören seiner Tätigkeit. Eine einzige Tatsache der Pathologie kennt Horvath, die im scheinbaren Widerspruch mit seiner Lehre steht, das ist die konzentrische Hypertrophie des Herzens, wie sie bei manchem Klappenfehler und auch sonst gelegentlich beobachtet wird. Hier fehlt ja das Ficksche Moment, die Dehnung. Um eine Erklärung ist Horvath nicht verlegen, er meint, daß es sich in den meisten Fällen der reinen konzentrischen Hypertrophie des Herzens um eine Art Organinfantilismus handelt, um die Beibehaltung einer embryonalen bzw. einer Jugendeigenschaft des Herzens, nämlich derjenigen: einen kleinen Inhalt (kleines Blutfassungsvermögen) bei großer Muskelmasse zu besitzen.

Ist noch mehr erforderlich, um ein Werk zu kennzeichnen, das kein Geringerer als Weichselbaum für wertvoll genug gehalten hat, um persönlich seine Übersetzung ins Deutsche zu überwachen? Dann sei es der Hinweis, daß Horvath noch ein bedenklicher Irrtum in bezug auf Ficks Arbeit unterlaufen ist, welcher ein völliges Mißverstehen der Fickschen Arbeit erweist. Er führt Worte Ficks an, die die hohe biologische Bedeutung des Fickschen Moments dartun sollen: Fick spricht die Meinung aus, daß künftig in der Natur jene Wesen die Oberhand gewinnen würden, deren Muskeln nach dem bei den Wadenmuskeln der Menschen in Anwendung kommenden Prinzip arbeiten. Tatsächlich beziehen sich diese Worte Ficks auf etwas ganz anderes, nämlich auf ebenfalls in der genannten Arbeit veröffentlichte Versuche, welche zeigen, daß der Muskel bei allmählicher Entlastung während seiner Zusammenziehung eine größere Arbeit leisten kann, als wenn er einer gleichbleibenden Kraft entgegenwirkt. A. Fick

hält es für wahrscheinlich, daß durch vollkommen genaue Entlastung nach
Maßgabe der Spannungsabnahme die theoretisch erzeugbare Arbeit eines
Muskels wirklich erzeugt wird und glaubt, daß die Forderung allmählicher
Entlastung bei manchen Gelenken tatsächlich erfüllt ist. Er zeigt, daß
beim Strecken des Unterschenkels im Knie beim Gehen mit Zunahme der
Streckung die Belastung des Quadrizeps durch die Körperlast infolge der
Abnahme des Moments der Last immer kleiner wird, so daß während seiner
Zusammenziehung seine Spannung abnimmt.

b) Des Drüsengewebes.

Was für die Muskeln hier auseinandergesetzt wurde, gilt in
gleicher Weise für alle aktiv tätigen Organe, dazu gehören insbesondere alle Drüsen. Die Mehrzahl von ihnen darf ebensowenig
wie die ununterbrochen arbeitenden Muskeln, ohne weiteres mit
den künstlichen Maschinen verglichen werden, weil wohl kaum
eine Drüse ununterbrochen tätig ist. Mehrarbeit kann daher von
ihnen einerseits durch größere Leistung in der Zeiteinheit, andererseits durch Verlängerung der Arbeitszeit vollbracht werden.
Nur für die Mehrarbeit in der Zeiteinheit ist eine Zunahme ihrer
tätigen Substanz zweckmäßig.

Die Leistungsfähigkeit einer Drüsenzelle wird begrenzt durch
die Größe, durch die Durchlässigkeit ihrer Oberfläche, durch das
Verhältnis der Oberfläche zu ihrer Masse, durch die Masse der
in ihrem Plasma enthaltenen, Sekret bildenden Einrichtungen,
endlich durch die Blut- und Lymphversorgung. Soll die Leistung
einer Drüsenzelle gesteigert werden, so muß entweder die Zelle
eine längere Zeit hintereinander als vorher tätig sein. Es muß
also ihre Ermüdbarkeit herabgesetzt, die Zufuhr an Stoffen, aus
denen das Sekret gebildet wird, verlängert werden. Oder aber
ihre Leistungsfähigkeit in der Zeiteinheit muß sich erhöhen.

Letzteres kann bis zu einer bald erreichten Grenze ohne Größen-
veränderung bewirkt werden durch eine Verbesserung der Durchlässigkeit der Oberfläche, durch eine Verbesserung, durch eine
höhere Leistungsfähigkeit der Sekret bildenden Einrichtungen:
qualitative oder physiologische Anpassung Rouxs. Oder aber
die Oberfläche der Zelle, die Menge ihrer tätigen Substanz, ihre
Gesamtmasse muß sich vergrößern: morphologische Anpassung.

Was für die einzelne Drüsenzelle gilt, gilt für die ganze Drüse.
Nur wenn in der Zeiteinheit mehr Masse an Sekret ausgeschieden
werden soll, ist eine Vergrößerung der ganzen Drüse durch Zu-

nahme der Größe der einzelnen Zelle oder ihrer Gesamtzahl zu erwarten.

Betrachten wir die Tätigkeit der Niere. Der Reiz für ihre Absonderung wird dargestellt durch den Überfluß an unbrauchbaren Salzen und Flüssigkeit im Körper. Insbesonderes ist der Reiz zur vermehrten Wasserausscheidung abhängig von der Menge der aufgenommenen Flüssigkeiten. Diese Aufnahme erfolgt in den seltensten Fällen völlig gleichmäßig, zumeist in Abhängigkeit von den Mahlzeiten unterbrochen. Dementsprechend arbeitet die Niere niemals ganz gleichmäßig stark, sondern unterbrochen. Vermehrte Wasseraufnahme als vorher kann auf zweierlei Weise vermehrte Ausscheidung nach sich ziehen. Entweder die Niere arbeitet längere Zeit als vorher mit gleicher Stärke, oder sie bemüht sich, in der Zeiteinheit mehr auszuscheiden. Nur im letzteren Falle wäre Veranlassung zu einer Zunahme ihrer tätigen Masse gegeben. Unter Berücksichtigung dieser Überlegungen kommt man vielleicht zu einer einfachen, allgemein zutreffenden Erklärung für das anscheinend oft so ungesetzmäßige Eintreten und Ausbleiben der Nierenhypertrophie bei vermehrter Tätigkeit in krankhaften Zuständen. So wurde oft Verwunderung darüber ausgesprochen, daß die Nierenhypertrophie ausbleibt bei dem Diabetes mellitus und insipidus, trotz der doch manchmal so erheblichen Mehrarbeit: Die vermehrte Wasseraufnahme bei diesen Erkrankungen erfolgt nicht durch einfache Vermehrung der Wasseraufnahme zu gleichen Zeiten wie vorher, sondern sie verteilt sich auf den ganzen Tag, indem der Kranke nicht nur jedesmal mehr, sondern häufiger trinkt als vorher. Der Niere ist es daher möglich, ihre Mehrleistung zu vollbringen, indem sie einfach länger als früher die gleiche Menge in der Zeiteinheit ausscheidet: Eine Hypertrophie ist nicht erforderlich. Ganz anders, wenn etwa die Tätigkeit einer Niere durch den Verlust des ganzen Organs völlig fortfällt. Die Flüssigkeitsaufnahme, der Überschuß an Wasser und an Salzen, das Bedürfnis nach Ausscheidung wird durch den Fortfall der einen Niere nicht verändert, es tritt in denselben Zeitabschnitten mit gleicher Stärke wie früher auf, es muß also jetzt in der Zeiteinheit ebenso viel ausgeschieden werden wie früher. Da aber eine Niere fehlt, so tritt an die andere das Bedürfnis heran, in derselben Zeiteinheit wie früher die doppelte Menge auszuscheiden, was nur möglich ist unter Zunahme ihrer

Gesamtmasse. Daher stets die „kompensatorische Hypertrophie" von paarigen oder mehrfachen Organen mit gleicher Tätigkeit und ebenso die Hypertrophie vikariierend mehrarbeitender Abschnitte teilweise erkrankter oder zerstörter Organe. So merkwürdig, in ihrer Zweckmäßigkeit so vernünftig bedacht auch die Anpassung tätiger Muskeln und Drüsen an Kraftarbeit einerseits, an Dauerarbeit andererseits erscheint, so einfach ist doch eine Erklärung für ihr Eintreten. Einfacher und besser sicher als die bisherigen für die wahllose Zunahme der tätigen Masse bei vermehrter Tätigkeit überhaupt:

Der Reiz für das Dickenwachstum des arbeitenden Muskels wird, wie ich im wesentlichen in Übereinstimmung mit Roux annehme, dargestellt durch die erhöhte Spannung seiner Fasern bzw. durch die zur Erreichung dieser Spannung erforderlichen inneren Vorgänge. Nur wenn die Mehrarbeit so beschaffen ist daß dieser Spannungsreiz über eine gewisse Schwelle hinausgeht, kommt es zur Hypertrophie in die Dicke.

Derjenige Reiz hingegen, der die Anpassung an längere Arbeit veranlaßt, ist zu suchen teils in der Ansammlung von Ermüdungsstoffen, teils in der Erschöpfung der die Kraft erzeugenden Vorräte im Muskel. Diese Erklärung erleuchtet zugleich den Mechanismus der bekannten Tatsache, daß die durch Übung bewirkte Zunahme der Kraft eines Muskels — Anpassung an Mehrarbeit in der Zeiteinheit — stets begleitet wird von einer Abnahme seiner Ermüdbarkeit — Anpassung an längere, an Dauerarbeit. Die Entwicklung einer größeren Kraft bedingt stets einen stärkeren Stoffumsatz, damit die Bildung und Ansammlung einer größeren von Ermüdungsstoffen als vorher. Umgekehrt braucht längere Arbeit wie vorher nicht die Spannung der Muskelfaser den dazu erforderlichen Stoffumsatz in der Zeiteinheit zu erhöhen: Das Ausbleiben der Dickenzunahme bei Mehrarbeit durch Dauerarbeit ist also durchaus nicht verwunderlich.

Die Spannung ist aber nicht nur der Reiz zur Vermehrung, sondern auch überhaupt zur Erhaltung der Dicke der Faser. Wird Mehrarbeit geleistet durch längere Tätigkeit bei geringerer Spannung wie vorher, so kann der Faserquerschnitt auch abnehmen.

Ganz ähnlich muß man sich die Anpassung der Drüsen an verschiedene Tätigkeit vorstellen. Der Bedarf an Mehrabsonderung in der Zeiteinheit stellt den Reiz für ihre Massenzunahme dar. Die Erschöpfung der Vorräte, aus denen das Sekret gebildet wird, das Mißverhältnis zwischen Absonderung und zwischen Zufuhr ernährender Substanzen, vielleicht auch ähnlich wie bei Muskeln, die Bildung von Ermüdungsstoffen sind hingegen der Reiz für die Anpassung an längere Arbeit. (Ist diese Erklärung richtig, so müßte man allerdings auch für die Drüsen annehmen, daß Anpassung an Mehrabsonderung in der Zeiteinheit immer begleitet wird von der Abnahme der Ermüdbarkeit. Untersuchungen, Tatsachen hierüber sind meines Wissens nicht bekannt.)

4. Theoretisches über Anpassung an vermehrte passive Leistung.

a) Des Muskelgewebes.

Mit den bisher behandelten Arten sind die Möglichkeiten der Anpassung des Muskels noch nicht erschöpft. Von Bedeutung ist noch diejenige, welche sich morphologisch durch seine Zunahme in die Länge äußert.

[Roux hat auf verschiedene Weise Anpassung der Länge der zwischen Ursprungs- und Ansatzsehne befindlichen „Muskelfaserbündel" erwiesen, wobei es nebensächlich ist, ob die Länge bloß durch eine oder mehrere Fasern gebildet wird. Normalerweise ist dieses Bündel nach Weber und A. Fick so lang, daß es bei der gewöhnlichen Tätigkeit sich um die Hälfte verkürzt; diese Zahl nennt Roux die „gewöhnliche prozentische Verkürzungsgröße". Er ermittelte aber, daß diese entsprechende Muskellänge nicht ganz konstant ist, sondern daß die gewöhnlich fast unbewußt gebrauchten Muskeln: Atemmuskeln, lange Rückenmuskeln, Zwerchfell relativ länger, so lang sind, daß sie gewöhnlich nur 25—30% verkürzt werden, während die Vorderarmmuskeln, bes. der Pronator quadratus häufig um 60% verkürzt werden. Ersteres stellt eine Anpassung der Länge an schwache Impulse, also eine Ersparnis an Impuls, somit Entlastung des Zentralnervensystems dar.

In abnormen funktionellen Verhältnissen paßt sich die Länge der Muskelfleischfaser nach Roux und Strasser sowohl an Vergrößerung der gewöhnlichen Verkürzungsgröße wie an Verkleinerung derselben so lange an, bis wieder die normale „relative

Muskellänge" erreicht ist. An Muskelvarietäten zeigte sich, daß Muskelfaserbündel, welche auf beweglichere Teile aberriert sind, entsprechend länger als die benachbarten normal inserierten Fasern sind.

Ist ein Gelenk in seiner Exkursionsgröße beschränkt, so werden die Muskelfaserbündel kürzer; dies aber nicht bloß soviel, als die einfache Schrumpfungsmöglichkeit gestattet, sondern annähernd doppelt soviel, sodaß wieder die frühere relative funktionelle Muskellänge erreicht wird. Dieses Plus am Schwund des Muskels wird durch die von Roux entdeckte „sehnige Metaplasie der Muskelfaserenden" hervorgebracht. Gleichzeitig können diese Muskeln in der Dicke hypertrophisch und dunkelrot sein. Ist das Gelenk ganz unbeweglich geworden, so werden besonders die eingelenkigen Muskeln desselben bald blaßbräunlich, sehr dünn und zeigen mikroskopisch sich degeneriert. Das ist Inaktivitätsatrophie, welche die Erhaltung von höchstorganisiertem Material spart. Werden solche Muskeln nicht durch Nachbarn gedrückt, sind sie also dem Kampfe der Teile um den Raum nicht ausgesetzt, so erhalten sie sich Jahre lang in diesem reduzierten Zustand, führen somit ein besonderes Leben, das Roux Allobiosis afunctionalis nennt (s. 1885, S. 417, Gesam. Abhdl. I, S. 648).

Die angegebene Verlängerung und Verkürzung der Fleischfasern bestehen nicht etwa in dauernd gewordenem Dehnungsoder Verkürzungszustand, also in primär funktionellen Änderungen, sondern sie bestehen, wie Roux zeigte, in Vermehrung resp. Verminderung der Zahl der die Länge bildenden Fleischprismen, also der Zahl der Querscheiben, sie sind somit besonderer morphologischer Art. Das ist die direkte Anpassung an während einer längeren Zeiteinheit geänderte „mittlere Verkürzungsgröße."

Bei Veränderung der mittleren produzierten Kraftgröße in solcher Zeiteinheit, deren kleinste, zu einer „erkennbaren" Änderung ausreichende Roux die empirische Anpassungszeiteinheit nennt, und mit 30 Tagen annimmt, wird der Querschnitt des Muskels bei Zunahme (funktionelles Inkrement) dieser Kraftgröße von einer solchen Anpassungszeiteinheit zur anderen größer; bei Abnahme (funktionelles Dekrement) wird er kleiner. Bei längerer Konstanz dieser Funktionsgröße durch mehrere Anpassungszeiteinheiten bleibt er gleich: es ist Anpassungsgleichgewicht zwischen Funktionsgröße und

Organgröße eingetreten. Das Maß der Organzunahme mit der Zunahme der mittleren Funktionsgröße hängt außerdem ab vom ererbten funktionellen Anpassungskoeffizienten des Muskelquerschnitts; dieser Koeffizient wird im Alter kleiner, desgleichen nach stattgehabter starker Anpassung.

Es gilt demnach nicht A. Ficks Satz: „Die Masse, die ein Muskel in einem gegebenem Augenblick hat, ist abhängig von der Arbeit, welche er bis zu diesem Augenblicke geleistet hat"; dann müßte er ständig an Masse zunehmen. Sondern die Masse des Muskels ist in der Periode III Roux', der Periode des funktionellen Reizlebens, abhängig von der mittleren Funktionsgröße, die er in der letzten ausreichenden Anpassungszeit ausgeübt hat. Diese Zeit kann aus mehreren „empirischen" Zeiteinheiten bestehen. Die Muskelmasse entspricht daher dem Produkt aus angepaßtem Querschnitt, angepaßter Länge sowie des jedem dieser beiden zugehörigen ererbten Anpassungskoeffizienten; der für die Bildung der Masse der Bildungskoeffizient, für die Erhaltung des Gebildeten der Erhaltungskoeffizient ist.

Das Anpassungsgleichgewicht scheidet Roux in Bildungsgleichgewicht und Erhaltungsgleichgewicht, denn zur bloßen Erhaltung der durch die Funktionierung gebildeten Muskelsubstanz ist eine geringere mittlere Funktionsgröße in der Zeiteinheit ausreichend als in der Periode III zur Bildung nötig war. Zur ererbten präfunktionellen Bildung der Periode I ist die Funktion nicht nötig.

Bezüglich der ursächlichen Vermittelung der funktionellen Anpassung der Muskeln und anderen Organe, herrschte früher die Auffassung, daß die funktionelle Hyperämie die zureichende Ursache sei. Roux zeigte dagegen (s. Lit. 1881), daß die Hyperämie in der Periode III, abgesehen vom Bindegewebe keine Hypertrophie mehr veranlaßt, und daß sie überhaupt nicht die dimensionale Beschränkung der Aktivitätshypertrophie und Inaktivitätsatrophie und ebensowenig an anderen Organen die bei der funktionellen Anpassung entstehende, von ihm so genannte funktionelle Gestalt und Struktur der Organe bewirken kann.

Zur Erklärung aller dieser zweckmäßigen Gestaltungen entnahm er der Pathologie das Prinzip der trophischen Wirkung mancher Reize und übertrug es angemessen angepaßt. Er zeigte, daß die genannten Gestaltungen alle ohne ein zwecktätiges Agens, durch „funktionelle Selbstgestaltung" entstehen können, ja entstehen müssen, wenn dem funktionellen Reiz der Organe zugleich das Vermögen zukommt, das Wachstum anzuregen. Auf das Genauere kann bei der hier gebotenen Kürze nicht eingegangen werden (dieses s. Lit. 1881, 1883). Seine Lehre ist jetzt allgemein angenommen. Sie kann in manchem Speziellen noch weiter ausgebaut werden; das wird eine Nebenaufgabe der von Roux theoretisch und von J. Wolff praktisch begründeten „funktionellen Orthopädie" sein.

In bezug auf die Anpassung der Muskeln nimmt Roux an, daß derin der „Anpassungszeiteinheit" von 30 Tagen genügend oft und dauernd über das Mittel verstärkte funktionelle Reiz bereits erkennbar die Bildung der Fleischprismen anregt, und daß außerdem die Vollziehung der Funktion des Muskels, d. h. die „Verkürzung unter Überwindung von Widerstand" zur Ausbildung und, in etwas geringerem Maße, auch zur Erhaltung desselben nötig ist. Diese Anbildung kann daher nur an denjenigen Stellen stattfinden, wo die Funktionsgelegenheit eine größere geworden ist. Das ist bei verstärkter Kraftproduktion nur im Querschnitt der Muskelfaser resp. des ganzen Muskels, bei größerer mittlerer Verkürzungsgröße an den Enden der Fasern der Fall. So erklärt Roux die entsprechende „dimensionale Hypertrophie".

Bei zu anhaltender oder in der Zeiteinheit zu oft wiederholter Ausübung der Funktion werden dagegen durch die Anhäufung der Umsetzungsprodukte und durch ungenügende Restitution die inneren Kontraktionswiderstände vermehrt, demzufolge stärkere Impulse zur weiteren Ausübung der Funktion nötig.

Außerdem findet qualitative, sog. physiologische Anpassung statt, die nach Roux teilweise durch Züchtung der am meisten in den ausgeübten Funktionsweisen dauerfähigen, irgendwie tätig dabei beteiligten Teilchen unter Aussterben der dabei nicht dauerfähigen Teilchen geschieht (s. 1881, S. 78 u. f., Ges. Abhdl. I, S. 240, 655). Es entsteht auf diese Weise Anpassung an Änderung der mittleren Schnelligkeit, der mittleren Dauer, der mittleren Kraftgröße der einzelnen Kontraktionen sowie der mittleren Häufigkeit derselben; das bedarf, wie manches Theoretische nach ihm, noch genauerer Untersuchung auf Grund geeigneter Experimente.

Roux hat seine Theorie zum Teil noch weiter ins Detail ausgebildet und auch auf die dimensionale Inaktivitätsatrophie ausgedehnt; bezüglich alles dessen und des Genaueren ist auf die Originalien zu verweisen (1883, 1895, 1914, Terminologie, S. 16, 159 u. 265)].

Bei H o h l m u s k e l n, seien es glatte Muskeln oder der Herzmuskel, spielt die Dehnung durch Dauerbeanspruchung eine große Rolle. Besonders häufig beobachtet man sie bei allen ringförmig angeordneten glatten Muskeln, z. B. den Muskeln des Darmes, der Blase, von Blutgefäßen. In den seltensten Fällen stellt die Dehnung in die Dimension der Länge eine zweckmäßige Anpassung dar. Viel häufiger ist sie mit einer Schädigung, mit einer Schwächung der Leistung verbunden. Lange Muskelfasern können zwar trotz gleichbleibender relativer Verkürzungsfähigkeit sich um eine absolut größere Strecke zusammenziehen als kürzere, ihre Hubhöhe ist also größer. Dementsprechend wächst auch mit der Vergrößerung des Umfanges eines muskulösen Hohlgebildes absolut gemessen, die Verkleinerung dieses Umfanges bei der Zusammenziehung und entsprechend auch die Wirkung in Richtung senkrecht zum Umfange, d. h. in Richtung auf den Mittelpunkt. Reichte ihre Kraft aus, so könnten allerdings solche Gebilde bei völliger Zusammenziehung aus völliger Erschlaffung eine größere Menge Inhaltes austreiben als vorher. Die Kraft hat aber nicht zugenommen, sie ist ja abhängig allein von der Dicke der Faser, nicht aber von ihrer Länge. Ein längeres Gummiband kann nicht eine größere Last bewegen als ein kürzeres, es kann nur dieselbe Last eine größere Strecke fortbewegen und das auch nur in entsprechend längerer Zeit. Es kann mehr Arbeit leisten, seine Kraft ist aber nicht größer. Ein durch Verlängerung all seiner Fasern dilatiertes Herz verkleinert zwar bei jeder Zusammenziehung relativ seinen Hohlraum stärker als vorher; soll es dementsprechend mehr Blut entleeren, so braucht es dazu eine längere Zeit. Für die Entleerung in derselben Zeit wäre eine Vergrößerung der Kraft jeder Faser, d. h. eine Verdickung derselben notwendig. Handelt es sich bei einem dilatierten Herz um eine dauernde Dehnung, um eine wirkliche Hypertrophie aller Fasern in der Länge, so ist offenbar die Masse seiner Muskulatur, deren Gewicht, größer als vorher. Trotzdem ist nach dem eben Auseinandergesetzten die Kraft einer solchen größeren Muskelmasse nicht größer. Da das Herz ja dauernd und ununterbrochen arbeitet, ihm also keine Zeit zu längerer Arbeit zur Verfügung steht, so kann es nicht einmal mehr Arbeit leisten als vor der Erweiterung, es sei denn, es verlängert seine Systolendauer auf Kosten der Diastolendauer.

Solche Betrachtungen mögen diejenigen zu Herzen nehmen, die ohne Zögern aus größerer Muskelmasse auf größere Arbeitsfähigkeit oder gar größere Kraft schließen und dabei sorglos kleine und große Herzen, Herzen mit schnellem und langsamen Puls vergleichen und daraus Schlüsse ziehen.

Für das Herz also stellt die reine Hypertrophie in die Länge keine Besserung seiner Leistungsfähigkeit dar; es sei denn, die Widerstände gegen die Blutbewegung nehmen ab, so daß in der Zeiteinheit bei gleichbleibender Arbeitsleistung mehr Blut ausgetrieben wird als vorher. In ähnlicher Weise wird bei allen Hohlorganen die reine Verlängerung von Muskelfasern für die Leistung von Wert nur dann sein, wenn es auf die Erzielung von ausgiebigeren Bewegungen allein ankommt, oder wenn es sich um unterbrochen tätige Gebilde handelt, die ihre Arbeitszeit verlängern können. Es ist daher gar nicht richtig, die Erscheinung der Verlängerung der Muskulatur durch manche Arbeit ohne weiteres und immer als Anpassungsvorgang zu bezeichnen. Es handelt sich vielmehr gerade oft um Fälle, wo eine Grenze der Anpassung erreicht ist. Zum Begriff der Anpassung gehört doch stets die Vorstellung von etwas Zweckmäßigem. Zweckmäßig ist aber die dauernde Verlängerung des Muskels durchaus nicht immer. Wohl ist sie es in den bei der Beschreibung dieser Erscheinung gern herangezogenen Beispielen, wo nach durch Bruch eines Knochens oder im Verlauf des Wachstums eintretender Verlagerung der Knochenenden die Verlängerung des Muskels erst wieder die völlige Bewegungsfähigkeit ermöglicht. Es lassen sich aber genügend andere Beispiele anführen, wo diese unter den gleichen mechanischen Bedingungen auftretende Verlängerung etwas durchaus Unzweckmäßiges darstellt: Die Verlängerung eines Muskels bei Kontraktur seines Antagonisten, bei den allmählich auftretenden Verbiegungen der Knochen durch Knochenerweichung und ähnliches.

b) Des Stützgewebes.

Viel klarer werden diese letzten Ausführungen, wenn wir sie ausdehnen auf die Vorgänge bei gar nicht aktiv, sondern rein passiv tätigen Gebilden, wie sie durch die Organe des Stützapparates dargestellt werden. Auch für diese gibt es nach Roux dimensional beschränkte Anpassungen. Je nach der Beanspruchung beobachtet man an Sehnen und Knochen, besonders deutlich an langen Organen, zwei Arten der Anpassung, einmal die Anpassung durch Zunahme in den beiden Dimensionen der Dicke, wodurch die Widerstandsfähigkeits erhöht wird, andererseits in diejenige der Länge. Beide wurden als zweckmäßige Anpassungserscheinungen beschrieben.

Es zeigt sich, daß eine Sehne, die ein größeres Gewicht tragen muß als früher, dicker wird, eine solche hingegen, deren Ansatzpunkt vom Muskelursprung dauernd entfernt wird, sich verlängert. Im umgekehrten Fall tritt Verkürzung ein; Roux maß z. B. die Verkürzung der Achillessehne eines Erwachsenen um 6 cm.

Ein Knochen, der eine größere Belastung aushalten muß als vorher, nimmt an Masse zu in derjenigen Richtung, in der die Beanspruchung stärker wird als vorher, er biegt sich hingegen, er verlängert sich in anderem Falle, wenn dies zweckmäßig erscheint. Würde diese Beschreibungsweise der Erscheinungen der Formänderung von Organen des Stützgewebes unter dem Einfluß der Tätigkeit für alle Fälle zutreffen, würde insbesondere die als Folge der Beanspruchung eintretende Verlängerung eines sehnigen Gebildes immer eine Besserung der Funktionsfähigkeit nach sich ziehen, also immer eine Anpassung bedeuten, so wäre eine Erklärung in der Tat sehr schwer. Man müßte schon, wie dies auch manche Forscher (Lamarkisten, Neovitalisten) getan haben, annehmen, daß die lebendige Substanz mit Urteilsfähigkeit begabt ist und trotz gleicher Bedingungen nach dem Zweck verschieden handeln kann.

Eine genaue Prüfung der Bedingungen, unter denen einmal Verdickung, ein anderes Mal Verlängerung eintritt, ist auch hier imstande, eine einfachere Erklärung zu geben.

[W. Roux erklärt diese Anpassungen rein mechanistisch auf Grund seiner Annahme, daß in der von ihm unterschiedenen Periode des funktionellen Reizlebens (Per. III) der funktionelle Reiz jedes Gewebes zugleich der Bildungs- und Erhaltungsreiz desselben ist (1881, Gesamm. Abb. II, S. 1064, Perioden, 1906, S. 467, Terminol. S. 16, 297).

Bezüglich der funktionellen Anpassung der Knochen berichtet er, abgesehen von der bekannten exzentrischen Aktivitätshypertrophie der Dicke der Knochen, folgendes von eigenen Beobachtungen und ihren Erklärungen: 1. Die Knochen noch nicht ausgewachsener Menschen werden bei häufigem Wechsel starker Beanspruchung durch lebendige Kraft, z. B. bei vielem Springen, etwas länger, als sie bei ruhigerem Verhalten geworden wären (s. Ges. Abhdl. I, S. 758, II, S. 48). Dies geschieht nach seiner Auffassung durch Anregung des Wachstums der Epiphysenknorpel durch den nicht kontinuierlichen, sondern intermittierenden starken Druck sowie durch die diesem Wachstum nachfolgende Substitution des Knorpels durch Knochen. Die hockenden Südseeinsulaner, viel deutlicher sehr jung der Vorderbeine beraubte Hunde, bilden durch das Hocken bzw. Hüpfen im Verhältnis zur Tibia kurzes Femur aus und nähern sich dadurch etwas der bezüglichen Proportion der Känguruhs („Känguruh-Hunde") (s. Fuld, Arch. f. Entw.-Mech. Bd. 11, 1901).

2. Wichtig sind bei den Wirkungen der Funktion auf die Knochengestaltung die drei von Roux unterschiedenen, die Größe der Knochenbildung mitbestimmenden ererbten Knochenbildungs- und Knochenerhaltungskoeffizienten. Sie bewirken, daß die Dicke und Dichte der verschiedenen Knochen (Kompakta und Spongiosa) eines Individuums schon in der Periode I: der afunktionellen ererbten Bildung verschieden sind, in der Periode III aber in verschiedener Weise von der

$$\text{relativen Beanspruchungsgröße} = \frac{\text{Querschnitt}}{\text{mittlere Beanspruchungsgröße}}$$

abhängig ist. Er nimmt an: einen Bildungs- und einen Erhaltungskoeffizienten für die Pyramide des Felsenbeines, je einen kleineren für die Knochen des Schädeldaches; je einen noch kleineren für alle übrigen Knochen. Diese Koeffizienten sind zur Dauerfähigkeit der Individuen nötig; sie mußten daher mit Notwendigkeit in der Phylogenese gezüchtet werden (s. Ges. Abhdl., S. 345, 281, Terminol. S. 77, 45). Sie bedingen ganz verschiedene Lage des Bildungs- und Erhaltungsgleichgewichts.

3. Roux war der erste, der den Widerspruch zwischen der hohen Druckfestigkeit des Knochens bei intermittierender und selbst bei dauernder Beanspruchung in der normalen Beanspruchungsrichtung und dem geringen Widerstande gegen durch-

tretende, sich erweiternde Venen und Arterien, gegen andringende Aneurysmen, anliegende Muskeln usw. bemerkte und kausal deutete. Er sieht das Bestimmende darin, daß im letzteren Falle der Druck auf mit Bindegewebe bekleidete Flächen, ersteren Falls auf mit Gelenkknorpel überzogene Knochenflächen erfolgt. Der Knorpel ist das normale Druckaufnahme- und Übertragungsgewebe des Knochens; an von dieser Seite her kommenden und auf diese Weise einwirkenden Druck ist der Knochen angepaßt; ihm zu widerstehen, ist seine phyletische „spezifische Funktion". Druck auf das den Knochen einhüllende Bindegewebe (Periost, Endost usw.) von gewisser geringer Stärke, erweckt, wie Roux vermutet, Umwandlung der dabei direkt von außen her „gedrückten" Osteoblasten in Osteoklasten und erregt deren knochenzerstörende Tätigkeit. Letzterer Mechanismus ist besonders dazu nötig, daß die den Knochen durchsetzenden Arterien und Venen sich bei der Größenzunahme des Knochens entsprechend erweitern können; er mußte daher gleichfalls gezüchtet werden (s. Ges. Abhdl. I, S. 761, 763. Terminol., S. 112, 357).

4. Bezüglich der im allgemeinen wie bei anderen Organen „funktionellen", im speziellen „statischen" Struktur des Knochens, welche den Widerstand mit dem Minimum an Material leistet, hat Jul. Wolff entdeckt, daß sich die Spongiosa direkt an neue Funktionsweisen anpaßt; und Roux hat diese Lehre vervollständigt, indem er zeigte, daß bei dieser Anpassung in genügender Zeit alle „statischen Elementarteile": Kugelschalen (Roux), Röhrchen, Plättchen, Bälkchen und die aus ihnen aufgebauten von ihm unterschiedenen Spongiosaformationen: Spongiosa tubulosa, pilosa, reticularis, laminosa und deren Unterabteilungen ausgebildet und in ihrer besonderen Funktionsweise verwendet werden (s. Ges. Abhdl. I, S. 704, 712).

5. Häufige Beanspruchung durch große lebendige Kraft, also durch starke Stöße, z. B. bei öfterem Springen, bewirkt die Bildung etwas anderer Knochenstruktur als der ruhende Druck der Schwerkraft, des kontinuierlichen Muskeltonus, des „Schrumpfungstonus" der Gelenkbänder (s. Roux, Terminol., S. 112) und auch als die direkte Wirkung der langsamen oder raschen Muskelkontraktionen. Doch kommt es dabei auch sehr auf die Stärke und Elastizität der Stöße an. Die Tibia des Pferdes z. B. hat bei-

nahe keine Markhöhle; ihre feine, überwiegend aus Längsbälkchen gebildete Spongiosa setzt sich durch das Innere des ganzen Knochens fort, was Roux zum Teil davon ableitet, daß Stöße ihre Richtung durch die ganze Länge des Knochens besser fortpflanzen als ruhende Druckspannung; beteiligt sei wohl auch vererbte Bildungsweise, die eine wesentlich andere ist, als z. B. beim Rind. Auch bei verschiedenen Menschen sind die Markhöhlen desselben Röhrenknochens verschieden groß ausgebildet (s. Ges. Abhdl. I, S. 710, 737; Maschenweite S. 22, 1896. Terminol., S. 155). Hier ist noch viel Kausales durch Vergleichung und Experiment zu erforschen. W. Gebhardt hat damit bereits erfolgreich begonnen.

6. Torsionsbeanspruchung bewirkt eine wohl charakterisierte Torsionsstruktur der Spongiösa. Diese besteht aus weitmaschigen, die Markhöhle schief durchsetzenden großen Platten, Plättchen oder langen, zum Teil relativ dicken Bälkchen; feinmaschig, aber natürlich gleichfalls schief ist sie an der Oberfläche skoliotischer Wirbel (s. Terminol. S. 408).

7. Bei der vollkommen kontinuierlichen, sowie Ort und Richtung gar nicht wechselnden Druckbeanspruchung durch die Muskeln eines in Beugekontrakturstellung fixierten, nicht als Stütze gebrauchten (zwischen Krücken pendelnden) Oberschenkels mit kurzem Unterschenkelamputationsstumpf fand Roux die Rinde und Spongiosa des Knochens des Kniegelenkes äußerst atrophisch. Aber von der Berührungs- also Druckstelle beider Knochen ausgehend, ist die Spongiosa zwar auch abnorm weitmaschig; die wenigen vorhandenen Balken sind jedoch vielmals dicker als normal, was Roux Atrophia hypertrophicans genannt, und von der kontinuierlichen und die Richtung nicht wechselnden Beanspruchung durch den obgleich nur schwachen Muskeltonus abgeleitet hat. (1896, Maschenweite, S. 17.)

Außerdem hat Roux die theoretische Erklärung dieser Anpassungen gegeben, indem er zeigte, wie nach seiner Lehre von der trophischen Wirkung der funktionellen Reize auch diese funktionellen Strukturen sich von selber ausbilden müssen (s. Ges. Abhdl. II, S. 221. Virchows Arch. Bd. 209); dies allein durch die Fortpflanzung der Beanspruchung innerhalb der Substanz der Knochenbälkchen usw., deren „Spannung und Erschütterung" die ihnen anliegenden Osteoblasten zur Knochenbildung anregt, während der von außen auf sie einwirkende „Druck" umgekehrt wirkt.

Die Bildung von Pseudarthrosen gebrochener Knochen und von beabsichtigten künstlichen Gelenken nach Gelenkresektion und knöchernen Ankylosen beruht gleichfalls auf den Wirkungsweisen der funktionellen Anpassung: In dem durch die abnormen Reize veranlaßten Kallus bewirkt reibende Verschiebung der Knochenenden Bildung von Knorpel bzw. knorpelähnlichem Gewebe; Druck bewirkt nach Ruhigstellung gegen scheerende Wirkung Knochenbildung, reiner Zug bewirkt Bindegewebsbildung. Daher entsteht durch rechtzeitige geeignete Beanspruchung ein neues Gelenk. Zu frühe und zu starke Bewegung kann das noch weiche Blastem an der Reibungsstelle zerstören, auch den Knochen abschleifen und durch Reizung der unter der Knochenoberfläche liegenden Osteoblasten Osteosklerose veranlassen (1881 und Ges. Abhdl. II, 1058).

Manche dieser Auffassungen bedarf nach Roux' eigener Meinung noch der genaueren experimentellen resp. chirurgischen Bestätigung evtl. Verbesserung, die zu seinem Bedauern 30 Jahre lang fast ganz unterblieben sind.

Von seiner analytischen Theorie der funktionellen Anpassung der passiv fungierenden Organe an die „Beanspruchungsgröße" sei hier nur das Allgemeinste mitgeteilt. Als relative Beanspruchung bezeichnet er die Kgm Druck, Zug, Scheerung (bei Knorpel) pro qcm des Widerstand leistenden Querschnitts. Als „empirische" (nicht als „minimale") Anpassungszeiteinheit nimmt er wie bei den Muskeln einen Monat von 30 Tagen an. Das Produkt von relativer Beanspruchungsgröße in ihrer Dauer nennt er „zeitliche relative Beanspruchung", die Größe dieses Produktes in der Anpassungszeiteinheit: „die zeitliche Gesamtbeanspruchung" NB der Anpassungszeiteinheit. Von deren Zunahme, dem funktionellen Inkrement, bzw. ihrer Abnahme, dem funktionellen Dekrement ist die progressive, bzw. regressive Anpassung, außer vom ererbten Anpassungskoeffizienten, abhängig. Auch die „mittlere Größe" aller „einzelnen" Beanspruchungen in der Anpassungszeiteinheit sowie die Gesamtdauer aller Beanspruchungen in dieser Zeit kann vielleicht die Anpassung beeinflussen (s. Terminol. S. 16, 45, 226, 265 u. f., 297).

Es sei schließlich noch auf Roux' Forderung (1895) hingewiesen, an Stelle der empirischen Orthopädie eine **wissenschaftliche,** kausalanalytische **Orthopädie** auszubilden. Dies soll dadurch geschehen, daß von jedem einzelnen an orthopädischem Geschehen beteiligten Gewebe alle gestaltenden Reaktionsfähigkeiten und deren Ursachen durch Tierexperimente ermittelt oder aus geeigneten orthopädischen Erfahrungen abgeleitet werden, um diese Erkenntnis bei der orthopädischen Behandlung später synthetisch zu verwerten (s. Ges. Abhdl. I, Vorwort S. VIII; II, S. 18. Terminol. S. 287)].

Es wird von anderer Seite vertreten, daß Verdickungen hauptsächlich dann auftreten, wenn die Gewebe einem unterbrochenen Zug oder Druck ausgesetzt werden, Verlängerung aber, wenn die Beanspruchung eine mehr gleichmäßige dauernde ist — ohne daß aber bisher auf diese Unterschiede in der Art der Beanspruchung großer Wert gelegt worden wäre. Dennoch sind sie das Entscheidende. Es erfolgt in der Tat Verdickung nur dann, wenn die Beanspruchung mit Unterbrechungen auftritt, eine Verlängerung der Weichgebilde, wenn die Belastung eine dauernde ist. Eine Nachprüfung sämtlicher bekannter Beispiele für die dimensionale Hypertrophie des Stützgewebes oder anderen Gewebes, wenn es in seiner passiven Eigenschaft zu stützen in Betracht kommt, bestätigt dies ausnahmslos. Solche Beispiele bietet in Fülle die Lehre von den statischen Erkrankungen: An vielen Hunderten von mir untersuchten Rekruten zeigte sich mir die Richtigkeit der bekannten Erfahrung, daß ein Plattfuß — bedingt durch eine Verlängerung, eine Dehnung der Bandapparate des Fußes — dann entsteht, wenn die Füße dauernden Belastungen ausgesetzt werden. Plattfuß eignet also hauptsächlich den stehenden Berufen, Kellnern, Tischlern, Gärtnern, Formern usw. Im Sport findet man ihn am ehesten bei Dauerläufern, mehr noch bei Dauergehern. Plattfußbildung vermißt man hingegen stets bei Springern, Schnelläufern. Die hohe Bedeutung dauernder Beanspruchung zeigt sich bei all denjenigen Erkrankungen, die bei Berufsarbeitern gewöhnlich als Folge einer Überbelastung angesprochen werden. Wie der Plattfuß, verhalten sich die Krampfadern. Das Emphysem findet man bei Glasbläsern, bei Arbeitern, die dauernd den Brustkorb in Ausatmungsstellung durch Verschluß der Stimmbänder bei ihrer schweren Tätigkeit feststellen, nicht bei den Bläsern der Alpini (Forlanini), die Dauer ist das Wirksame bei der Entstehung der Arthritis deformans der Landarbeiter, der Wirbelsäulenverkrümmung bei Schuhmachern, Uhrmachern und Berufslastträgern. Gebärmuttersenkungen eignen durchaus nicht den sporttreibenden, reitenden Frauen, den Akrobatinnen, sondern den dauernd. stehenden Wäscherinnen und ähnlichen.

Liegt die Erklärung nicht einfach in der Tatsache, daß bei allen Dauerbeanspruchungen eben wegen ihrer langen Dauer die Gesamtleistung — entsprechend dem Satz: Arbeit gleich Kraft mal Zeit — eine größere ist? Dann wären die Erscheinungen ganz grob mechanisch zu deuten. Die Verlängerung, die Dehnung tritt dann ein, wenn die Beanspruchung über ein gewisses Maß hinausgeht. So etwas kommt natürlich auch vor. Es ist aber meist gerade auffallend, daß die eine Dehnung bewirkende Kraft viel geringer ist als die, welche eine zweckmäßige Massenvermehrung in die die Beanspruchung aufhebende Dimension auslöst. So ist die Gesamtenergie, die der Fuß eines Schnelläufers empfängt und ohne Schaden erträgt, sicher meist weit größer als diejenige, die durch die Dauertätigkeit dargestellt wird.

Alle Wirkungen mechanischer Beanspruchung werden meines Erachtens restlos folgendermaßen erklärt: Eine aktive, zweckmäßige Hypertrophie erfolgt nur auf Reize, die einen gewissen Grad — die notwendige Reizschwelle — überschreiten. Schwächere Beanspruchungen wirken nicht als Reiz, das Gewebe wird durch sie beeinflußt, als ob es sich um toten Stoff handelt. Er wird gedehnt, wenn die Belastung groß genug.

Welche Bedeutung hat nun die Dauerbeanspruchung? Sie ist zu suchen in der bekannten physiologischen Tatsache, daß jeder Reiz, der mit gleicher Stärke andauernd wirkt, die Reizbarkeit herabsetzt. Ganz von selbst sinkt daher jeder Dauerreiz, falls er nur lange genug ununterbrochen anhält, unter die Reizschwelle herab und hört auf, ein Reiz zu sein. Da die lebendigen Gebilde einen ständigen Umbau erfahren, der durch die Beanspruchung gesteigert wird, kommt es bei dauernder genügend starker Beanspruchung vielleicht auch zu einer Störung, zu einem Versagen in der Zu- und Abfuhr von An- und Abbaustoffen, zu Ermüdungserscheinungen.

Eine weitere Erklärung für den Unterschied in der Wirkung

von Dauerbelastung einerseits, unterbrochener Belastung andererseits, ist vielleicht in folgendem zu suchen: Die Art und Weise, wie im tierischen Körper die Fähigkeit, gegenüber mechanischen Beanspruchungen Widerstand zu leisten, erreicht wird, ist oft nicht einfacher Art, nicht ohne weiteres zu vergleichen mit der der stofflich einheitlichen Bestandteile technischer Maschinen. Sie ist oft zu vergleichen mit denjenigen technischen Einrichtungen, die zwar einem langsam erfolgenden geringen Druck oder Zug nachgeben, aber stoßartig plötzlich auftretendem starken Widerstand leisten sollen. Man denke an die selbttätigen Schließer an Türen, die durch einen plötzlichen Zug oder Stoß nur wenig, mit einem langsamen ohne Mühe geöffnet werden können. Dieser Vergleich ist deswegen am passendsten, weil der Mechanismus, durch welchen die verschiedene Widerstandsfähigkeit erreicht wird, genau derselbe ist, wie in vielen tierischen Geweben: Die Hemmungsfähigkeit wird dargestellt durch den Widerstand, den eine Flüssigkeit beim Durchtritt durch eine kleine Öffnung erfährt (sie hängt ab von der Schnelligkeit des Durchtritts). Auch im tierischen Körper ist das Vorhandensein von Flüssigkeit, die in ihrem Abfluß durch die Membranen der Zellen, durch die engen Blut- und Lymphwege behindert ist, oft das Widerstand Leistende. Ein bekanntes Beispiel dieser Art ist die Widerstandsfähigkeit ödematösen Gewebes, gegenüber Fingerdruck; sie ist groß gegenüber plötzlichem selbst starkem Druck, klein gegenüber langsamem, geringen. Nur durch die Annahme von ähnlichen Verhältnissen können gewisse Erscheinungen von Formveränderungen von Geweben und Organen durch äußere Einflüsse erklärt werden. Besonders beweisend erscheinen mir hierfür Beobachtungen, die bei der Verschiebung von Zähnen, der Dehnung der Zahnfortsätze und selbst der ganzen Kiefer durch orthodontische Maßnahmen gemacht werden. Man sieht hier, daß Gebilde, die wie die Zähne während des Kauens einen ganz gewaltigen, aber mit Unterbrechungen auftretenden plötzlichen Druck nach allen Richtungen aushalten können, unter dem gleichmäßigen, geringen Zug von Gummibändern oder Federn sehr rasch sich verschieben. [Roux beobachtete bei künstlicher Rückwärtsbiegung eines lebenden Hühnerembryos mit noch offnem Medullarrohr erst nach 15 Minuten dauernder Biegung die Bildung einer künstlichen Rautengrube an der Biegungsstelle, während an einem längsgespaltenen Gummischlauch diese Bildung (wenn überhaupt) sofort mit der Biegung stattfindet (Ges. Abhdl. II, S. 249)].

Die einfachen Stoffe der Mechanik verhalten sich grundsätzlich entgegengesetzt. Ein dehnbarer, toter Stoff wird viel eher durch kurz andauernde bis an die Grenzen der Festigkeit herangehende Belastungen gedehnt, als durch dauernde geringe Beanspruchung. (Über ähnliche ,durch die besondere Struktur bedingte Eigentümlichkeiten im Verhalten der organischen Substanzen gegenüber den einfachen Stoffen der Mechanik, siehe W. Gebhardt.)

5. Anwendung der gefundenen Gesetze der Anpassung in der Heilkunde.

a) Die Anpassung des Muskelgewebes.

Vor weiteren theoretischen Erörterungen über andere Anpassungserscheinungen ist es angebracht, auf die Bedeutung der bisher besprochenen für die praktische Heilkunde hinzuweisen. Was zunächst die Feststellungen über das unterschiedliche Verhalten der Muskeln gegenüber verschiedener Beanspruchung anlangt, so sind sie von grundlegendem Wert in allen Fällen, wo durch Übung eine höhere Leistungsfähigkeit erzielt werden soll. Ganz kurz läßt sich dazu das Ergebnis unserer Überlegungen zusammenfassen in den Satz: Der Muskel paßt sich vornehmlich an diejenige Arbeit an, durch die er geübt wird. Er wird nur dann kräftiger, wenn er unter größerer Belastung, weniger ermüdbar, wenn er längere Zeit als vorher täglich ununterbrochen arbeiten mußte. Außerordentlich oft wird in der Praxis gegen diesen Grundsatz gefehlt, und zwar von maßgebender Stelle. Ein Blick in einen orthopädischen Saal kann das alle Tage bestätigen.

Um einen Muskel kräftiger zu machen, d. h. um ihm die Fähigkeit zu geben, eine größere Last zu heben, läßt man den Kranken üben. In den meisten Fällen gibt man gar keine genauere Anweisung, wie die Übung erfolgen soll. Man nimmt einfach an, jede vermehrte Tätigkeit stelle schon eine Mehrarbeit dar. Aus der in Ärztekreisen leider besonders großen Angst vor Überanstrengung — in Lehrbüchern findet man immer wieder die Mahnung, schonend zu üben — zieht man gewöhnlich eine längere, häufigere Arbeit einer kürzeren bei größerer Belastung vor.

Es ist kein Wunder, wenn der Erfolg recht häufig hinter dem wirklich Erreichbaren weit zurückbleibt. Sinngemäß ist hier einzig und allein die Anweisung, daß von vornherein der Kranke nicht lange hintereinander tätig ist, dafür vielleicht öfters am Tage eine Höchstleistung in der Zeiteinheit zu vollbringen suche.

Besonders ungeeignet scheinen mir die zur Kräftigung der Muskulatur oft auch empfohlenen Übungen an Pendelapparaten zu sein. So sinnvoll, so zweckmäßig ihre Anwendung ist, wenn es sich um Behandlung von Versteifungen, zur Dehnung von Narben handelt, so zwecklos, ja, wie sich zeigen wird, schädlich kann sie sein, wenn dadurch ein Muskel gekräftigt, dicker gemacht werden soll. Der Kranke glaubt, daß ein langes Arbeiten von Bedeutung ist, er bemüht sich, möglichst oft und andauernd zu pendeln. In kurzer Zeit erfaßt er das Prinzip des ganzen Pendelverfahrens: mit einem geringsten Aufwand von Kraft eine langanhaltende, ausgiebige Bewegung eines Gewichtes zu erzielen. Im besten Falle wird dadurch eine Verminderung der Muskelermüdbarkeit erreicht. Der Erwerb an höherer Kraft steht in gar keinem Verhältnis zu der aufgewandten Zeit. Will man durchaus mit Pendelapparaten größere Kraft wecken, so muß dem Kranken aufgegeben werden, das Gewicht aus der Gleichgewichtslage rasch zu heben, oder es dann, wenn er durch seine Schwere möglichst große lebendige Energie erlangt hat, zu hemmen oder zu entgegengesetzter Bewegung zu veranlassen.

Die Zunahme der Masse bei der Kräftigung bedingt eine Veränderung einer Eigenschaft des Muskels, auf die in der Orthopädie noch zu wenig Wert gelegt wird: sie erhöht seinen Tonus. Hierauf sei kurz etwas näher eingegangen. Der Tonus eines Muskels hängt von zweierlei ab, einmal von einem nervösen Einfluß. (Wir wissen seit kurzem, daß der Muskeltonus beeinflußt wird von den in den Muskel eintretenden sympathischen Fasern.) Dieser Anteil ist zentraler Natur und wird wahrscheinlich durch irgendwelche Übungen nicht wesentlich verändert. Bei gleichbleibendem nervösen Einfluß wird aber der Tonus irgendeines Muskels zweitens bestimmt, durch die Zahl seiner Fasern, genauer durch seinen Gesamtquerschnitt.

Der Tonus stellt die passive Widerstandsfähigkeit des Muskels gegenüber Dehnungen in der Ruhe dar. Sie ist von großer Bedeutung überall da, wo der Muskel in der Ruhe eine stützende

Funktion auszuüben hat. Dadurch trägt der Tonus wesentlich zur Erhaltung gewisser statischer Zustände bei, er unterstützt die Tätigkeit von Sehnen, Knorpeln, Knochen. In Veränderungen dieses Ruhewiderstandes sind viele sogenannte statische Erkrankungen zum Teil, begründet. Wenn man solche Erkrankungen, wie z. B. Plattfüße, Wirbelsäulenverkrümmungen u. a. durch Übung der Muskulatur zu beseitigen sucht, so ist der Erfolg nicht von der durch die Übung erzielten größeren Leistungsfähigkeit der Muskeln während ihrer Tätigkeit, sondern von der dadurch bedingten dauernden Tonuserhöhung auch in der Ruhe, somit von ihrer Dicke, von ihrer Kraft abhängig. Wie sehr der Tonus in der Ruhe die Haltung ganzer Glieder beeinflußt, zeigen einige anscheinend unbekannte Beobachtungen, die mir zur Erklärung der bei zentralen oder peripheren Lähmungen eintretenden Kontrakturen viel geeigneter erscheinen, als die hierfür bisher üblichen oft sehr gezwungenen Vorstellungen.

An der Stellung der Glieder kann man oft Berufsarbeitern, ebenso den auf eine bestimmte Körperleistung Trainierten ansehen, welche Muskeln bei ihnen am kräftigsten entwickelt sind. So findet man, daß bei Arbeitern, die fest zugreifen müssen, bei denen also die Beugemuskeln der Finger stark entwickelt sind, in der Ruhe bei herabhängenden Armen die Finger stark gebeugt fast zur Faust eingeschlagen gehalten werden. Desgleichen ist bei ihnen oft die Hand im Handgelenke gebeugt; bei passiver Bewegung ihrer Finger und Hände ist deutlich ein stärkerer Widerstand bei der Streckung nachzuweisen. Bei denjenigen Arbeitern, die zugleich oft schwere Gewichte durch Zusammenziehung des Bizeps heben müssen, steht der Unterarm in der Ruhe im Ellenbogengelenk leicht gebeugt. Die bei allen Menschen übliche Pronationsstellung des Unterarmes in der Ruhe ist ebenfalls eine Folge des Tonus der für gewöhnlich viel stärker entwickelten Pronationsmuskeln. Werden sämtliche einen solch einseitig ausgebildeten Arm versorgende Nerven von einem schädigenden Einfluß getroffen, so wird leicht die Übermacht, die schon im gesunden Zustande besteht, zuungunsten des weniger kräftigen Muskels wirksam (Bleilähmung).

Bei der Behandlung von auf diese Weise — oder auch anders — entstandenen Kontrakturen oder Belastungsstörungen, z. B. Wirbelsäulenverkrümmungen, ·wird auf dieses Verhältnisse zu wenig Rücksicht genommen. Auch hier heißt es wieder gedankenlos, der schwächere Muskel werde geübt. Übt man aber nur die Fähigkeit zu größerer Dauerarbeit, so bleibt der Erfolg gänzlich aus, denn größerer Tonus kommt nur dem stärkeren Muskel zu. Die Herabsetzung der Ermüdbarkeit wird hingegen meist begleitet von einer Abnahme des Dauertonus. Die Verminderung des Tonus ist zum Teil gerade eines der Mittel, durch welches die Herabsetzung der Ermüdbarkeit erreicht wird, indem dadurch für die Antagonisten die nach jeder Zusammenziehung des arbeitenden Muskels notwendige Zurückführung der Glieder zur Ausgangsstellung dauernd erleichtert wird. (Ein Blick auf die Muskulatur eines Dauergehers im Vergleich zu der eines Schnellläufers zeigt ohne weiteres die geringe Spannung bei dem ersten. Noch deutlicher kann man sich durch das Gefühl von der viel größeren Weichheit der Dauermuskeln gegenüber Kraftmuskeln überzeugen. Ganz auffällig ist der geringe Tonus der Muskulatur, z. B. der Arme, von zu besonders ausgiebiger Dauerarbeit befähigten Berufsgeigern oder Klavierspielern. Man prüft ihn am besten an dem Widerstand, den die erschlafften Arme gegenüber passiven Bewegungen leisten.)

Zur Bekämpfung einer Kontraktur oder einer infolge Schwächung eines Muskels entstandenen veränderten Haltung ist daher nur die wirkliche Kräftigung dieses gedehnten Muskels und damit die Erhöhung seines Tonus von Wert. Die Erhöhung seiner Arbeitsfähigkeit durch Verbesserung seiner Fähigkeit zu Dauerleistung führt durch Herabsetzung des Tonus leicht zu einer Verschlimmerung des Zustandes.

Nur ganz kurz sei der Hinweis auf die Bedeutung der von uns dargestellten Gesetze der Anpassung der Muskulatur für die Pathologie und Therapie der Herzkrankheiten. In den bisherigen theoretischen und experimentellen Erörterungen über die Arbeitshypertrophie des Herzens gibt es trotz der Fülle sicherer Tatsachen so zahlreiche Widersprüche, daß der ganze Stoff unter Berücksichtigung eigener Beobachtungen an einem reichen vergleichend-anatomischen Material eine besondere Darstellung finden soll. Hier sei nur festgestellt, daß endlich eine brauchbare Erklärung gegeben werden kann für die Rechtfertigung der Therapie der Herzschwäche durch Gymnastik, durch die Oertelschen Terrainkuren und ähnliches. Verständlich war bisher die

Anwendung dieser Verfahren zur Kräftigung unentwickelter, ungeübter Herzen von Kindern und solchen, die nie größere körperliche Arbeit geleistet haben. Denkende konnten es sich aber nicht vorstellen, wie man durch Muskelarbeit, d. h. durch Vermehrung der außerwesentlichen Arbeit, einem kranken Herzen, das nicht imstande ist, die von ihm geforderte wesentliche (Ruhe-) Arbeit zu bewältigen, Nutzen bringen könnte, Diese Vorstellung ist wohl hauptsächlich mit daran schuld, daß diesem Verfahren trotz der bei richtiger Anwendung unleugbaren Erfolge so wenig Anerkennung beschieden ist. Die Erklärung für die Wirkung ist folgende: Eine Anpassung des Herzens an Mehrarbeit durch Hypertrophie kann dann ausbleiben, wenn die Beanspruchung eine dauernde ist und so allmählich zunimmt, daß sie nicht als kräftigender Reiz wirkt. Ein solcher wird dargestellt durch eine ein- oder mehrmalige kurze Körperarbeit, die das Herz unter einer größeren Spannung als vorher arbeiten läßt. Wesentlich ist also bei der Anwendung übender Kuren die Erzielung kurzer, genügend starker Reize. Hindernd steht ihrer Verordnung leider immer im Wege die Angst vor der Überanstrengung, daher auch in den Lehrbüchern der Herzkliniker immer der Hinweis auf möglichst schonendes Vorgehen. Man glaubt schonend zu üben, wenn man ganz allmählich die Ansprüche steigert. Geschieht das Allmähliche zu langsam, so bleibt der Erfolg aus. Die große Vorsicht wirkt gerade schädlich. Man mutet dem Herzen eine Mehrarbeit zu, ohne ihm den Reiz darzubieten, der die Anpassung auslöst. Diese Angst vor der Überanstrengung durch starke, kurze Reize führt, wie alle Angst vor Überanstrengungen, auch bei der Übung des gesunden Herzens oft zu schweren Schädigungen. Das zeigt immer wieder die sorgfältige Sportbeobachtung und jetzt die Beobachtung an Rekruten. Nikolai hat einmal als Maß zur Beurteilung der Grenze, bei deren Überschreitung während des Trainings Herzschädigungen zu befürchten sind, angegeben das Auftreten von Atemnot und starkem Herzklopfen. Dieser Satz ist grundfalsch. Trainiert jemand sich für eine Höchstleistung im Sport auf die Weise, daß er seine Arbeit nur so langsam steigert, daß nie das Gefühl starken Herzklopfens und starke Atemnot auftritt, so übt er zwar seine Muskeln, aber nicht sein Herz. Kommt er nun in den Wettkampf, so sind zwar seine Muskeln den übergroßen Anforderungen gewachsen, nicht aber sein Herz, daß dann schwer geschädigt wird. Die Sportserfahrung lehrt, daß gerade die Sprinterleistung, bei der es immer zu außerordentlich starker Herzbeschleunigung mit für den, der sie nicht kennt, beängstigender Atemnot kommt, am seltensten zu Herzschädigungen führt. Solche beobachtet man hingegen viel öfter bei Dauerläufern, ferner, entsprechend der sehr großen Gesamtarbeit, bei Dauerruderern, Dauerschwimmern, und ganz besonders bei solchen Leuten, die ihre Muskeln einzeln, nach vorsichtigen, allmählich die Leistung steigernden Zimmersystemen (amerikanische Methoden) der Selbsthemmung (Sandowsche Hantelmethode) stärkten, um dann zu einem Sport überzugehen. Selten treten hingegen Herzschädigungen auf, wenn Ungeübte sich vorbereiten durch die von Ärzten als besonders gefährlich bezeichnete Müllersche Methode (,,mein System'') mit ihrem kurzen, raschen, stets viele Muskeln zugleich und damit auch gleichzeitig Herz und Lunge in Mitleidenschaft ziehenden Übungen. Es ist merkwürdig, daß gerade bei deutschen Ärzten die Angst vor Überanstrengung durch Körperbetätigung so groß ist, und ein Glück, daß unsere Offiziere und Unteroffiziere gesunder denken, die in ihren Anforderungen ohne Angst unvermittelt gleich bis zur Grenze der Leistungsfähigkeit gehen. Nur zu oft begegnet man jetzt bei Rekruten schwachen, sonst ganz gesunden Herzen, die ihre Schwäche der Ängstlichkeit des Hausarztes verdanken, der ihnen Turnen, Baden, Radfahren verboten hat.

b) Die Anpassung des Drüsengewebes.

Es ist nicht unwahrscheinlich, daß unsere Annahme auch für verschiedene Anpassung von Drüsen praktisch verwertet werden kann. Bei dem Fehlen sicherer Beobachtungen kann vorläufig nicht viel Bestimmtes darüber ausgesagt werden. Wichtig erscheint nur der Hinweis, daß bei der Übung von Drüsen es darauf ankommt, wirklich den Reiz, der die Anpassung auslösen soll, über die Reizschwelle hinaus anwachsen zu lassen. Nur dann kann man eine Milchdrüse zu höherer Leistungsfähigkeit, sei es durch größere Absonderung in der Zeiteinheit, d. h. also durch Hypertrophie aller Drüsenzellen, sei es durch Herabsetzung ihrer Ermüdbarkeit, anregen, wenn man jedesmal sie bis zu ihrer Erschöpfung arbeiten läßt. Nutzlos ist eine, wenn auch noch so häufige nur teilweise Entleerung.

c) Die Anpassung des Stützgewebes.

Die klare Erkenntnis der Gesetze und der Grenzen der Anpassungserscheinungen des Stützgewebes ist von allerwichtigster Bedeutung bei der Behandlung und Verhütung all derjeniger Erkrankungen, die durch zu große Widerstandsfähigkeit des Stützgewebes einerseits (Kontrakturen und Versteifungen), durch zu geringe Widerstandsfähigkeit (Belastungsdeformitäten) andererseits bedingt sind. Erhöhung der Widerstandsfähigkeit durch aktive Anpassung wird nur erzielt durch unterbrochene, über ein gewisses Maß hinausgehende, Überwindung des Widerstandes hingegen durch möglichst andauernde geringe oder große Beanspruchung.

Nach den oben gegebenen Beispielen kann sich wohl jeder selbst die Verwendung dieser Gesetze im einzelnen Falle ausdenken. Es sei nur betont, daß gerade jetzt unzählig oft gegen diese Gesetze gefehlt wird. So wird ganz besonders die große Wirksamkeit dauernder Beanspruchung durch selbst geringe Kräfte verkannt und statt dessen unterbrochene kurze Anwendung grober Kraft vorgezogen. Letztere hat nur dann Erfolg, wenn erhebliche Kräfte angewandt werden, die die Elastizität und Festigkeitsgrenze des zu beeinflussenden Gebildes überschreiten und dadurch zu Zertrümmerungen und Zerreißungen führen (Redressement forcé). Der Hinweis, daß das Prinzip der Dauerbelastung das Wirksame ist in dem durch die Erfahrung als allen anderen Methoden überlegen erwiesenen Streckverband mit Gewichtsbelastung, mag vielleicht zur Belehrung derjenigen dienen, denen theoretische Erörterungen weniger beweisen. Wie der dauernde Zug der Schwerkraft wirken auch federnde Einrichtungen, Gummizüge.

Vielleicht darf ich hierzu, obwohl es nicht ganz zur Sache gehört, bemerken, daß die Absicht, durch Dauerzug oder -druck zu wirken, oft mit unzweckmäßigen Mitteln erstrebt wird. Unzweckmäßig ist zur Erzielung einer Dauerwirkung die Anwendung von starren Systemen, z. B. Schrauben, unelastischen Binden. Wird mit diesen ein großer Druck ausgeübt, so wirkt dieser allerdings eine kurze Zeitlang; hat aber das Gewebe dem Druck einmal eine kurze Strecke nachgegeben, so hört naturgemäß ihre Wirkung auf. Die Überlegenheit von federnden, d. h. selbst nach eintretender Verschiebung noch weiter wirkenden Vorrichtungen, ebenso von Gummibändern gegenüber starren Systemen und

Schrauben, die der fortwährenden Nachregulierung bedürfen, hat sich, wie mir Professor Schröder bestätigt, besonders auffällig gezeigt bei den Dehnungen im Munde. Das Bestreben, schonend durch große Kraft zu wirken, hat Apparate ersinnen lassen, die nach dem Prinzip der Vibrationsmassage sehr kurz andauernde, kräftige Beanspruchungen in großer Zahl rasch hintereinander ausüben. So richtig physikalisch der Gedanke ist, so falsch kann er physiologisch sein. Wendet man solche Apparate, wie es meist geschieht, zur Lockerung von Versteifungen in der Weise an, daß man täglich höchstens ein- bis zweimal höchstens 10 Minuten lang erschüttern läßt, so wirken diese Erschütterungen geradezu als stärkender Reiz. Nur wenn sie so lange andauern, daß sie infolge der Ermüdung und der Erregbarkeitsabnahme keinen Reiz mehr darstellen, tritt der gewünschte Erfolg ein.

Die Erfahrungen an Kriegsbeschädigten haben gezeigt, daß durch die Tätigkeit der Berufe eine Besserung von Versteifungen, Muskel- und Narbenkontrakturen, eine Kräftigung von geschwächten und gelähmten Muskeln viel rascher und gründlicher erfolgt, als durch noch so sachgemäße mediko-mechanische Behandlung. Es besteht deshalb vielfach das Bestreben, die mediko-mechanische Behandlung möglichst abzukürzen und die völlige Heilung der Wirkung der Berufsarbeit zu überlassen. Mehreres ist für die Überlegenheit des natürlichen Gebrauches der Glieder im Berufe und bei den Verrichtungen des täglichen Lebens gegenüber Übungen an Apparaten angeführt worden. Wesentlich sind folgende Gesichtspunkte: Die Erstarkung von zu schwachen Muskeln erfolgt in der Erwerbstätigkeit schneller, weil hier die Übung weniger ängstlich erfolgt. Um etwas festzuhalten, um eine Arbeit zu Ende zu bringen, müssen die Muskeln bis an die Grenze ihrer Kraft und ihrer Ermüdbarkeit zusammengezogen werden.

Bei der Beseitigung von Steifheiten, von Verkürzungen ist der Beruf überlegen durch die Dauer seiner Tätigkeit. Auch wenn die Kraft, die gegen den Widerstand arbeitet, gering ist, wird eine hohe Wirkung erzielt durch die vielhundertfache Wiederholung im Laufe eines Tages. Der Orthopäde stellt sich ein Armutszeugnis aus, der behauptet, daß die Verrichtungen der Berufstätigkeit durch ihre größere Mannigfaltigkeit, durch ihre vielseitigen Ansprüche den Übungen an mediko-mechanischen Apparaten überlegen sind. In den seltensten Fällen ist die Art der

3*

Arbeit mit Werkzeugen, an Maschinen so beschaffen, daß sie zugleich am zweckmäßigsten für die Bekämpfung einer bestimmten Versteifung erscheint. Der trotzdem eintretende Erfolg wird bedingt einerseits durch die häufige Wiederholung, welche die **Kraft**wirkung summiert, andererseits durch die Dauer, welche die Reizbarkeit der Gewebe herabsetzt und sie zum Nachgeben veranlaßt.

6. Die Anpassung an Bakteriengifte und ihre Bedeutung für die Bakteriologie.

Die experimentelle Bakteriologie, die Immunitätslehre haben uns mit einer großen Reihe wichtiger Anpassungserscheinungen und ihren Gesetzen bekannt gemacht. Die Bakterien bzw. von ihnen gebildete Gifte wirken als Reize, welche Abwehrmaßnahmen des Körpers zur Verhütung und zur Beseitigung schädlicher Wirkung auslösen. Sie bestehen entweder in der Bildung von chemischen Stoffen, die gegen die Bakterien selbst oder gegen ihre Gifte gerichtet sind (Agglutinine, Bakteriocidine, Bakteriolysine, Antitoxine) oder in Veränderungen der befallenen Gewebe, die teils ebenfalls zur Vernichtung, teils zur Entfernung oder gegen das weitere Vordringen der Krankheitserreger sich wenden (Entzündungserscheinungen, Eiterung u. ä.), endlich in Allgemeinreaktionen (Fieber), deren Wirkungsweise bislang noch fast gänzlich unbekannt ist. Es ist zum Teil gelungen, den feineren Mechanismus vieler solcher Abwehr- und Heilvorgänge klarzustellen. Die praktische Anwendung der dabei gefundenen Gesetze bei der aktiven und passiven Immunisierung ist für die Bekämpfung von vielen Infektionskrankheiten von außerordentlich hoher Bedeutung geworden. Es handelt sich wohl zweifellos bei allen Schutz- und Heilwirkungen gegenüber Krankheitserregern um Folgen von Reizen. Merkwürdig erscheint es, daß in praktischen und theoretischen Untersuchungen auf dem Gebiete der Immunisierungsforschung von Reizen und Reizgesetzen so wenig die Rede ist. Selbst für rein theoretische Erörterungen muß ein Berufener (Kolle) die Mahnung aussprechen, „daß man den Begriff des Reizes in umfassenderer Weise als es bisher von den meisten Autoren geschehen ist, welche sich mit dieser Frage vom theoretischen Standpunkte beschäftigt haben, berücksichtigt".

Aber wie so oft, die jüngste Wissenschaft glaubt immer der letzten Erkenntnis am nächsten zu sein, und so vermeinte die experimentelle Bakteriologie die in das Gebiet der von allen Äußerungen des Lebens mit am schwersten zu erklärenden Anpassungserscheinungen gehörenden Immunitätsvorgänge einfach physiologisch-chemisch oder -physikalisch erfassen zu können, wie dies die Vorstellungen der Ehrlichschen Seitenkettentheorie wollen. Ein solches Verfahren ist, wie ich glaube, hauptsächlich daran schuld, daß in der gerade jetzt während des Krieges so wichtig gewordenen Frage der Heilimpfungen (Vakzinetherapie) so wenig Klarheit herrscht. Diese Unklarheit äußert sich in ganz grundsätzlich verschiedenen Ansichten, namentlich der Bakteriotherapie treibenden Kliniker über Indikation, Dosierung, und Wirksamkeit der Impfung mit abgetöteten Bakterien oder mit Bakteriengiften zur Behandlung von schon bestehenden Infektionskrankheiten. Man betrachte nur die Literatur über Tuberkulin, Opsonogen, Arthigon, Typhus-, Choleraimpfstoff u. ä. Da empfehlen die einen kleine Mengen als die geeignetsten zur Impfung, die anderen große, die dritten einmal große, einmal kleine, ja nach dem Falle, ohne aber bestimmte irgendwie begründete Gesichtspunkte für ihre Handlungsweise angeben zu können. Selbst in rein theoretischen Abhandlungen findet man kaum Angaben, die ein Vorgehen nach festem Plane ermöglichen. Es heißt da: Verlangt Immunisierung von gesunden Menschen oder Tieren zur Erlangung eines hohen Immunitätsgrades große Erfahrung seitens des Immunisators, so ist das in verstärktem Maße der Fall bei bakteriotherapeutischer Immunisierung (Kolle).

Versuchen wir nun, ausgehend von der Tatsache, daß es sich bei dem Verhalten des Körpers gegenüber eingedrungenen Bakteriengiften um Anpassungserscheinungen handelt, einfache Reizgesetze anzuwenden, um sichere Grundlagen für die Berechtigung der Vakzinetherapie und für eine sinngemäße Anwendungsweise zu gewinnen.

Durch die Impfung soll der Körper zu stärkerer Bildung von Schutz- und Abwehrstoffen im Kampfe gegen die Infektion angeregt werden. Einen Sinn hat die Impfung also nur dann, wenn aus irgendeinem Grunde die eingedrungenen Erreger allein nicht als genügend starker Reiz wirken. Sinnlos hingegen ist sie, wenn der Körper die Infektion schon mit stärksten Anpassungs- und

Abwehrerscheinungen beantwortet. In solchen Fällen nützt die Zuführung von Impfstoff nicht nur nichts, sie schadet vielmehr, indem sie lediglich die Menge der zu überwindenden Gifte erhöht. Gleichgültig bleibt für unsere Betrachtungen, welcher Art die Kampfmittel des Körpers sind, welchen von den vielen Bekannten die größte Rolle zufällt; wir zweifeln auch nicht, daß wahrscheinlich stets oder oft ihm noch Mittel zur Verfügung stehen, die sich bisher unserer Kenntnis völlig entziehen.

Untersuchen wir, warum es überhaupt manchmal dem Körper nicht gelingt, der Krankheit Herr zu werden und wie er durch Erhöhung des Reizes durch Impfung unterstützt werden kann. Folgende Möglichkeiten als Ursache der ausbleibenden Heilung lassen sich ersinnen:

1. Es können der eingedrungene Erreger und seine Gifte trotz aller Bemühungen des Körpers, ihn zu bekämpfen, im Verhältnis zu den Kräften des Körpers viel zu stark sein. Jede Impfung, gleichgültig, wie wir sie anwenden, ist überflüssig und schädlich.

So kann man niemals einen günstigen Einfluß bewirken in den mit allen Merkmalen stärkster Reaktion einhergehenden Fällen von schwerer Allgemeininfektion oder aber auch von örtlicher Infektion mit starken örtlichen und Allgemeinerscheinungen. Immer wieder wird der Versuch ohne Erfolg gemacht; auch besondere Dosierung, besondere Anwendungsart, besondere Wahl des Erregers können keinerlei Vorteil bringen. Die in solchen Fällen von Goldscheider und Aust vorgeschlagene Verwendung kleiner Dosen macht lediglich den Schaden geringer, den die Impfung zufügt.

2. Trotz aller Reizbarkeit fehlen manchmal dem Körper die Mittel zur Bekämpfung der Eindringlinge. Gegen manche Eindringlinge hat er vielleicht überhaupt keine Schutzvorrichtung; in anderen Fällen ist infolge besonderer Umstände, durch gleichzeitige andere Erkrankungen, der Körper geschwächt oder die Bildung von Abwehrstoffen unmöglich. Beide Male kann keinerlei Impfung mit abgetöteten Erregern oder ihren Giften etwas nutzen.

3. Trotz der Fähigkeit dazu, bemüht sich manchmal der Körper nicht genügend, die Eindringlinge und ihre Gifte zu bekämpfen. Die Infektion wirkt so zwar schädigend auf ihn, ohne aber genügende Abwehrmaßregeln auszulösen. Zum Verständnis dieser Vorstellung muß man berücksichtigen, daß der Grad der Gift-

wirkung einerseits, der der Reizwirkung andererseits — selbst
dann, wenn man annimmt, daß Toxinwirkung und Immunisierungswirkung an denselben Stoff gebunden sind — nicht in
festem Abhängigkeitsverhältnis voneinander zu stehen brauchen.
Die schädigende Wirkung hängt zwar bis zu einem gewissen
Grade von der zufälligen Beschaffenheit, von der Empfänglich-
kcit des Körpers ab, vornehmlich aber von der Menge des ein-
verleibten Giftes. Die Abwehrbemühungen hingegen sind in
ihrer Stärke entsprechend ihrer Natur als Reizwirkungen hauptsächlich bedingt nicht durch die absolute Größe des Reizes,
sondern durch seine Größe im Vergleich zu der Reizbarkeit des
Körpers, durch die Art seines Auftretens und Ähnliches.

Die Natur der Erreger, die örtlichen und allgemeinen Bedingungen für ihre Entwicklung für Giftbildung, Giftaufnahme,
können es in besonderen Fällen mit sich bringen, daß der eine
Anpassung auslösende Reiz unwirksam bleibt, entweder, weil er
zu langsam sich zu voller Stärke entwickelt, weil er zu lange mit
gleicher Stärke andauert und deshalb unter die Reizschwelle
herabsinkt oder weil er einen an sich nur wenig reizbaren Körper
trifft. In all diesen Fällen kann eine richtige Anwendung der
Impfung eine Verstärkung des Reizes darstellen und dadurch den
Verlauf der Krankheit günstig beeinflussen.

Den Beweis für die Richtigkeit dieser Auffassung von der
Wirkungsweise der Impfung sehen wir in den Erfahrungen,
die bisher empirisch bei der Ausübung der Heilimpfung über ihren
Wert, ihre Anwendungsweise und Heilanzeige gewonnen wurden.
Einstimmig ist da das Urteil, daß die Bakteriotherapie am ehesten
Erfolge aufweist bei chronischen Erkrankungen mit nur geringer
örtlicher oder Allgemeinreaktion. So ist zweifellos der Erfolg der
Opsonogenbehandlung bei Furunkulose der Haut, der Arthigon-
behandlung bei chronischem Tripper der Geschlechtsorgane und
der Gelenke, des Tuberkulins bei fieberlos verlaufender Lungen-
und Knochentuberkulose. Höchst zweifelhaft hingegen und von
vielen als schädlich verworfen ist jede Bakteriotherapie bei den
mit heftiger örtlicher und Allgemeinreaktion einhergehenden
akuten örtlichen und Allgemeinerkrankungen, z. B. bei Brust-,
Bauchfell-, Hirnhauteiterung, bei Sepsis, bei akuter Gonorrhöe,
tuberkulöser Hirnhautentzündung, fieberhafter Lungentuber-
kulose, allgemeiner Miliartuberkulose.

Wright hat die Wirksamkeit der aktiven Immunisierung zu Heilzwecken bekanntlich ganz ähnlich erklärt. Er verwendet die Bakteriotherapie nur bei gewissen örtlichen Erkrankungen und nimmt an, daß es bei diesen wegen ungenügender Resorption der Bakteriengifte zu mangelhafter Schutzkörperbildung komme. Diese werde verstärkt durch die subkutane oder intravenöse Einverleibung der Bakterien bzw. ihrer Toxine. Wrights Erklärung umfaßt allerdings nur einen Teil der möglichen, von uns besprochenen Fälle. Sie läßt nämlich jene unberücksichtigt, bei denen zwar genügend Gifte dem Gesamtkörper zugeführt werden, die Art ihres Auftretens aber eine derartige ist, daß sie nicht als starker Anpassungserscheinungen auslösender Reiz wirken. Falsch war an Wrights Vorstellungen die einseitige Betonung der Bedeutung der Opsonine. Mit ihrer Ablehnung wurde leider von vielen das allein richtige Prinzip der Bakteriotherapie, die Wirkung der Impfstoffe als Reizverstärker, verworfen. Man begnügte sich einfach mit der Feststellung, daß eben durch die Impfung Erfolge erzielt werden können und versuchte empirisch weiter zu kommen. Ein besonderer Wert wurde vielleicht noch der Anwendungsweise der Impfstoffe zugeschrieben: ihrer Einführung in die Blutbahn und damit ihrer Verteilung in dem ganzen Körper sollte eine besondere Wirkung zukommen. Auch alle diejenigen Tatsachen, welche die zweifellose Bedeutung der Anwendungsart für die Immunisierung erweisen, sind in unser Schema einzureihen. Zur Überwindung einer starken örtlichen Erkrankung genügen oft nicht die Abwehrkräfte, nicht die Gewebe des erkrankten Ortes allein; der Reiz auf den Gesamtkörper ist aber wegen zu geringer Giftresorption zu klein. Dem kommt die Einverleibung unter die Haut oder ins Blut entgegen. Diese Anwendungsart ist deshalb wohl in den meisten Fällen die zweckmäßigste; Ausnahmen sind denkbar, wohl aber nur selten vorkommend. Die Erreger der Trichophytie z. B. scheinen nur, wenn sie auf der Haut selbst wuchern, Giftstoffe abzugeben, welche Heilbestrebung und Immunisierungsvorgänge auslösen. Es handelt sich hier um ganz besonders beschaffene Pilze, für die das Wachstum auf der Haut notwendige Bedingung zur Entwicklung aller, so auch der krankmachenden Eigenschaften ist. Die Wirksamkeit örtlicher Anwendung von Staphylokokken bei Furunkulose (Wassermannsche Histopinsalbe) spricht nicht etwa für das Vorliegen ähnlicher

Verhältnisse. Die Histopinsalbe verstärkt einmal den örtlichen Reiz, daneben wirkt sie infolge von Resorption auch auf den ganzen Körper. Für diese Wirkungsweise spricht mir die zweifellose Überlegenheit subkutaner Opsonogenbehandlung bei Furunkulose.

Es ergeben sich aus diesen Überlegungen für den Praktiker folgende Anhaltspunkte für die Berechtigung der Impfung im Einzelfalle und für die Art ihrer Anwendung: Sehr groß ist die Wahrscheinlichkeit eines Erfolges bei allen örtlichen Erkrankungen mit geringen Zeichen örtlicher und allgemeiner Reaktion. Aussichtsreich ist die Impfung bei allen Allgemeinerkrankungen ohne deutliche Allgemeinreaktion, insbesondere also bei allen chronischen Erkrankungen ohne Fieber, bei akuten Infektionskrankheiten während Remissionen und bei verzögertem verschleppten Verlauf. Die beste Anwendungsart ist die subkutane oder gar intravenöse.

Für die Bemessung der Dosis ist niemals eine absolute Zahl anzugeben, sie hängt ja gänzlich von der zufälligen, entweder von vornherein vorhandenen oder im Laufe der Krankheit entstandenen Reizbarkeit des Körpers ab. Bei wiederholter Anwendung ist eine Steigerung empfehlenswert. Diese Steigerung darf nicht zu allmählich, sondern muß sprungweise erfolgen. Bei allzu allmählicher Steigerung kann ein Reiz sehr große absolute Werte erreichen, ohne eine Wirkung auszulösen. In der zu geringen Bemessung der Dosis und zu allmählicher Steigerung liegt meines Erachtens oft der Hauptgrund des ausbleibenden Erfolges bei an sich zur Impfung geeigneten Fällen. Darum versagt z. B. so oft die Opsonogenbehandlung bei Furunkulose. Man hält sich an die fertigen Ampullen mit 100 bzw. 500 Millionen Keimen, während in manchen Fällen gerade ein Vielfaches davon angebracht erscheint und angewendet werden darf, da die schädigende Wirkung auf den Gesamtkörper eine sehr geringe ist. Durch größere Dosen kann man wahrscheinlich gerade bei der Opsonogenbehandlung den Nachteil dieser polyvalenten Impfstoffe gegenüber den autogen hergestellten ausgleichen.

Die Größe der erforderlichen Dosis ist nur an der erzielten Wirkung, der Reaktion, zu bemessen. Die Erkennung dieser ist allerdings das Schwierigste bei der aktiven Immunisierung zu Schutz- oder zu Heilzwecken. Dies gilt natürlich nicht für örtliche, der Besichtigung zugängliche Erkrankungen oder für solche Fälle, wo der Erfolg der Impfung sehr rasch eintritt, wohl aber für allgemeine und für chronische Erkrankungen, z. B. für die Tuberkulose. Der brauchbarste Maßstab scheint mir die Temperaturerhöhung zu sein: eine wirksame Impfung muß Fieber erzeugen. Deshalb halte ich es auch für unrichtig, z. B. bei der Tuberkulinbehandlung das Auftreten einer Fieberreaktion ängstlich zu vermeiden durch ganz allmähliche Steigerung der Dosis. Man führt auf diese Weise nur Gifte ein, ohne zu immunisieren. Es könnte vielleicht als das Richtigste erscheinen, die Reaktion zu beurteilen an dem Auftreten von Schutzstoffen (Antitoxine und ähnliches), deren Nachweis ja im Tierversuch oder im Reagenzglas möglich ist. Für den Praktiker wäre dies Verfahren zu umständlich, es wäre auch schwer zu entscheiden, welchen von den vielen Abwehrmitteln man die Hauptrolle zusprechen soll. Außer der Innehaltung der hier gegebenen Vorschriften dürfen natürlich auch die übrigen aus dem Wesen der Immunitätsvorgänge sich ergebenden bekannten Maßregeln nicht vergessen werden; ich erinnere nur an die Erscheinungen der negativen Phase, die die Einschaltung von gemessenen Zeitabschnitten zwischen zwei aufeinander folgenden Impfungen erfordern. Wenn durch eine Impfung, was häufig vorkommt, eine ziemlich langandauernde Reaktion ausgelöst wird, so muß man diese vor einer erneuten Impfung erst völlig abklingen lassen.

Die hier hauptsächlich für die aktive Immunisierung zu Heilzwecken entwickelten Vorstellungen sind entsprechend zu übertragen auch auf die Impfung zur Erzielung einer schützenden Immunität. Hier wäre auch die Möglichkeit gegeben, im Experiment ihre Richtigkeit zu prüfen, insbesondere festzustellen, ob wirklich eine weitgehende Unabhängigkeit von Immunisierungswirkung einerseits, von Giftwirkung andererseits, je nach Art der Anwendung des Impfstoffes, möglich ist.

[Es sei noch erwähnt, daß W. Roux (1881) eine andere Art der Entstehung der Immunität als möglich aufgestellt hat, nämlich durch innere Umzüchtung unter Teilauslese, indem alle nicht widerstandsfähigen Zellen oder der Selbstvermehrung fähigen Zellteile sterben und durch die widerstandsfähigen Nachkommen der widerstandsfähigen Zellen resp. Zellteile ersetzt werden. Diese Lehre hat bisher keine Beachtung und Prüfung gefunden (Terminol. 201).]

7. Die Anpassung an Genuß-, an Arznei- und an Stoffwechselgifte und ihre praktische Bedeutung für die Heilkunde.

Es ist im vorhergehenden der Unterschied betont worden zwischen der Wirkung der Arzneigifte und der Bakteriengifte. Nur die letzteren haben die Fähigkeit, unter Umständen Abwehrerscheinungen auszulösen, die der Giftwirkung entgegengerichtet sind und ihre schädlichen Folgen abschwächen, sogar gänzlich aufheben können. Es ist nun sehr naheliegend, genauer zu untersuchen, ob nicht gelegentlich auch die Arzneimittel auf zweierlei Weise wirken können, einmal nach einfachen chemischen Gesetzen, um so stärker, je größer ihre Menge ist (Massengesetz), das andere Mal als Reiz, der eine nützliche Gegenwirkung anregt. Zahlreiche Tatsachen der Pharmakologie und der Toxikologie lassen das Vorhandensein solcher Verhältnisse vermuten. Hierzu gehören die Erscheinungen der Gewöhnung an manche Gifte, z. B. an die Genußgifte (Alkohol, Nikotin, Koffein) und an die Opiumalkaloide, vielleicht auch die eigentümlichen Beobachtungen über sehr verschiedenes Verhalten des Körpers gegenüber Arsen und Phosphor.

Man war bisher noch nicht imstande, restlos zu erklären, warum z. B. Arsen einmal zu chronischer Arsenvergiftung führt, das andere Mal jahrzehntelang ohne Schädigung, ja vielleicht sogar mit Vorteil für die Gesundheit vertragen werden kann. Insbesondere konnte zur Erklärung der verschiedenen Wirkung nicht etwa das chemische Massengesetz herangezogen werden. Sieht man doch oft die schädliche Wirkung gerade dann eintreten, wenn die eingeführte Giftmenge auffallend gering ist (Tapetenvergiftung) im Gegensatz zu derjenigen, die keine rein krankhafte Störung nach sich zieht (Arsenikesser)[1].

Vielleicht gilt auch hier, was für die Bakteriengifte gilt. Viel-

---

[1] [Hier kann vielleicht R o u x' Lehre (1881) von der Gewöhnung an Gifte durch innere Umzüchtung helfen. Danach sterben die nicht widerstandsfähigen Zellen und lebenstätigen Zellteile und werden durch die widerstandsfähigen Nachkommen der widerstandsfähigen Zellen usw. ersetzt. Sind in ausreichendem Maße solche widerstandsfähigen Teile in den unbedingt zum Leben nötigen Organen vorhanden, so bleibt das Individuum am Leben und ist an das Gift angepaßt. (Terminologie 425.)]

leicht sind auch die Reizgesetze vorhanden, die nur bei entsprechender Anwendung zu beobachten sind. Sie treten vielleicht nicht auf, wenn z. B. die eingeführten Mengen des Giftes sehr klein sind. Wohl kommt es dann bei dauerndem Gebrauch infolge von Kumulation zu einer schädigenden Giftwirkung. Im anderen Falle, bei Verwendung größerer Giftmengen auf einmal, wird leicht eine gewisse Reizschwelle überschritten, die dann zur Auslösung von Abwehr- und Schutzmaßnahmen des Körpers führt. Wie weit auf diese Weise etwa die Erscheinungen der Gewöhnung an die Genußmittel und an Opium erklärt werden können, verlohnte sich zweifellos durch den Versuch zu entscheiden. Beim Arsen fallen, wie ich vermute, die Abwehrerscheinungen des Körpers zusammen mit den bei der therapeutischen Anwendung dieses Giftes zumeist erstrebten Heilwirkungen, bestehend in einer Anregung des Zellstoffwechsels, einer Beeinflussung des Knochenmarks zu vermehrter Blutkörperchenbildung und ähnliches. Demgegenüber steht die allgemeine Giftwirkung, die in seltenen Fällen aber ebenfalls zu Heilzwecken erstrebt wird, z. B. bei der Bekämpfung von bösartigen Neubildungen, von Leukämien, von Infektionen.

Für den Fall, daß solche Überlegungen richtig sind, würden sich für die therapeutische Anwendung der ähnlich wie Arsen wirkenden Arzneistoffe ganz neue Dosierungsgesetze ergeben. Ihr Wesen liegt in der den bisherigen Vorstellungen entgegengesetzten Feststellung, daß zuweilen gerade sehr kleine Dosen eher schädlich wirken können als größere. Zu betonen ist noch, daß diese Gesetze nicht für alle, nicht einmal für die Mehrzahl der Arzneimittel und Gifte gelten, sondern nur für ganz bestimmte. Näheres über die Ursache des Unterschiedes zwischen einen „biologisch“ und rein chemischen Einfluß ausübenden Stoffen siehe am Schluß.

Häufiger als gegenüber den Stoffen der Pharmakologie und Toxikologie sind Anpassungserscheinungen vorhanden gegenüber Stoffwechselgiften. Auf sie und ebenso auf die neuerdings in der Heilkunde viel angewandten Stoffe der inneren Sekretion sind Reizgesetze zur Erklärung verschiedener Wirkungsweise anzuwenden.

Die Gicht stellt eine Stoffwechselerkrankung dar, bei der das Vermögen des Körpers, ein schädliches Erzeugnis des Stoffwechsels, die Harnsäure, auszuscheiden und zu vernichten, sei es absolut oder relativ zur vermehrten Menge dieses Giftes, ungenügend ist. Falkenstein hat nun zweifellose Erfolge mit einer Gichtbehandlung erzielt, bei der er dem Körper noch Harnsäure zuführte. Zu erklären ist die Wirksamkeit einer solchen Vergrößerung der schädlichen, der krankmachenden Folge der Gicht nur ähnlich wie die Impfung mit Bakteriengiften bei bakteriellen Erkrankungen. Der nicht genügend starke Reiz zur Ausscheidung der Harnsäure soll verstärkt werden. Einen Sinn wird die Einverleibung von Harnsäure bei Gicht demnach nur in denjenigen Fällen haben, in denen, sei es wegen zu langsamer Bildung der schädlichen Harnsäure, sei es wegen ihrer zu lange anhaltenden Wirkung, sei es wegen einer vermehrten Reizbarkeit der Körpergewebe, die Heilungsbestrebungen zu gering sind. Nutzlos und schädlich ist die Verstärkung des Reizes bei starken Abwehrbemühungen, die aber trotz ihrer Stärke nicht zur Vernichtung der vorhandenen Harnsäure ausreichen.

Die Krankheitsbilder bei Erkrankungen der Organe mit innerer Sekretion, überhaupt der Wirkungsweise von Präparaten aus solchen Drüsen, spotten bislang zum Teil jeder Erklärung. Man sieht, wie vermehrte Tätigkeit einer Drüse die Tätigkeit einer anderen einmal hemmt, einmal stark fördert. Es ist Grund zur Annahme, daß die entgegengesetzte Wirkung der gleichen Substanz nur auf die verschiedene Anwendungsweise zurückzuführen ist, im Sinne der hier besprochenen Reizgesetze.

8. Die Anpassung an Substanzverluste und ihre Bedeutung für die Lehre von der Heilung überhaupt.

Zu den Reizen, die zweckmäßige Abwehr- und Ausgleichreaktionen auslösen, gehören auch alle diejenigen, welche die Heilung von Wunden, von Knochenbrüchen, den Ersatz von irgendwie zerstörter oder verlorengegangener Körpersubstanz, von Blutverlusten veranlassen. Auch auf diese Anpassungserscheinungen lassen sich die im vorstehenden aufgestellten Gesetze der Anpassung anwenden. In überraschend schöner Weise werden dadurch eine Reihe anscheinend widerspruchsvoller merkwürdiger Tatsachen der Pathologie und Therapie solcher Heilungsvorgänge dem Verständnis nähergebracht.

Der Reiz, der ein verletztes Gewebe zur Neubildung von Zellen und Zellprodukten zum Ausgleich des Substanzverlustes anregt, wird gegeben sowohl durch den Einfluß der bei der einwirkenden Schädlichkeit zertrümmerten und abgetöteten Gewebsteile auf die erhalten gebliebenen Zellen wie auch durch die unmittelbare Verletzung dieser Zellen selbst. Abgesehen von den Fällen, wo der Grad des Gewebsverlustes zu groß ist, oder wo die Schädigung andauernd zu stark weiter wirkt, bleibt vielleicht manchmal die Heilung nur deswegen aus, weil der Reiz hierzu zu gering ist.

[Die allgemeine Vorbedingung der Regenerationsfähigkeit bis zur Wiederbildung „typischer Gestaltung" ist nach Roux (1893) die Anwesenheit von Keimplasma in den Zellen des Körpers, von „somatischem Keimplasma" (1881). Dieses repräsentiert je nach dem Grade der möglichen Regenerationsfähigkeit mehr oder weniger das „typische Ganze" in unentwickeltem Zustande; und es löst sich so das große Problem, daß ein defektes, also gar nicht mehr vorhandenes Ganze sich doch wieder seinem Typus entsprechend ergänzen kann (Terminol. 336). Es ist nun die Frage, wie weit solches (bei den niederen Tieren totipotente) somatische Keimplasma noch in den Zellen des Menschen vorhanden ist, sowie wodurch und bis zu welcher Leistungsfähigkeit es aktiviert werden kann. Vielleicht können Hormone mancher „inkretorischer Drüsen" (Roux) seine Erregbarkeit steigern. Ohne besondere Hilfe ist das echte Regenerationsvermögen des Menschen, die Wiederherstellung „typischer" Formen, auf wenige einfache Organe beschränkt (s. Barfurth 1910). Viele Reparationen des Menschen sind wesentlich Produkte der vorstehend erwähnten funktionell erregten Gestaltungsweisen, also funktionelle Anpassungen, z. B. die Blutergänzung, die Heilung der Knochenbrüche in der weiteren Ausgestaltung des Kallus, die Nearthrosenbildung.]

Manche chronischen Unterschenkelgeschwüre z. B. neigen vielleicht nur deshalb nicht zur Besserung, weil das auf irgendeine Weise — mangelhafte Ernährung, Bakteriengifte usw. — bewirkte, das Geschwür verursachende Absterben von Zellen und Gewebsteilen in zu geringem Maße oder zu allmählich auftritt, um überhaupt, bzw. um genügend starke reparatorische Vorgänge anzufachen. Überraschend und bisher nicht genügend erklärt ist bekanntlich oft in solchen Fällen die erfolgreiche Anwendung stark ätzender oder eine Entzündung oder starke Blutvermehrung bewirkender Mittel, wie dies besonders Bier empfohlen hat. Man hat gedacht, die Entzündung, oder wie Bier sich vorstellt, eine Teilerscheinung derselben, nämlich die vermehrte Blutzufuhr, seien die Ursache dieses günstigen Einflusses. Das Wesen dieses Verfahrens liegt aber meines Erachtons in der Verstärkung des natürlichen, nur manchmal zu geringen Reizes. Die Hyperämie ist nicht Ursache, sondern nur eines der Mittel, welche bei Neubildung, bei der Heilung wirksam sind.

Im Sinne solcher Vorstellungen scheinen mir die viel einfacher zu übersehenden Verhältnisse bei dem Ersatz von Blutverlusten zu sprechen. Schon lange ist da aufgefallen, daß einerseits durch Blutverluste schwere Blutarmut entstehen kann, andererseits durch einmaligen oder durch wiederholten Aderlaß selbst schwere Blutarmut geheilt werden kann. Die Tatsache, daß Aderlaß einen gewaltigen Einfluß auf die neue Bildung der roten Blutkörperchen ausüben kann, ist für den unvoreingenommenen Beobachter nicht zu bezweifeln. Seine Anwendung zur Behandlung von Blutarmut ist leider noch viel zu selten und beschränkt sich meist nur auf die Fälle von primärer Blutarmut und auch von Bleichsucht. Durch Aderlässe eine nach häufigen Blutverlusten sekundär entstandene Anämie zu behandeln, halten wohl die Mehrzahl der Kliniker für ein zu gewagtes Verfahren. Theoretisch macht es ihnen gerade in diesen Fällen Schwierigkeiten, es zu erklären, wie dieselbe Schädigung, die die Erkrankung herbeigeführt hat, eine Heilung anregen könnte. Am ehesten wären sie noch geneigt anzunehmen, daß die geringere Menge des durch Aderlaß entnommenen Blutes gegenüber der großen Menge des gesamten im Laufe der Erkrankung entstehenden Blutverlustes den Unterschied in der Wirkung erklären. Die Erfahrung zeigt aber, daß die Menge des Blutverlustes an sich keine Rolle spielt. Zu schweren Anämien kommt es besonders gern gerade im Verlauf von zwar häufigen oder andauernden, aber an sich sehr kleinen Blutungen (Myome, Dysmenorrhöen, Magen-, Darmblutungen). Ich glaube, daß es ebenso wie bei der Einwirkung von Arbeit auf den Muskel, von Belastung auf das Stützgewebe und ähnliches nicht auf die absolute Menge bzw. Größe des Reizes, sondern auf die Art seines Auftretens ankommt:

Kleine, aber auch große andauernde Blutverluste wirken eben
gar nicht als Reiz auf das Knochenmark; dazu sind kräftige, in gemessenen Abständen wiederholte Blutentziehungen, wie sie der Aderlaß darstellt, erforderlich. Diese Vorstellung ermöglicht es uns
auch, eine Grenze für die Wirksamkeit der Aderlässe zu ziehen;
sie sind natürlich nutzlos, wenn die Anämie durch fortbestehende
sehr große, die reparatorischen Kräfte des Knochenmarks über-
steigende Blutverluste entstanden ist.

Es ließen sich leicht noch viele ähnliche Beispiele erbringen,
die den Wert richtiger Anwendung von Reizgesetzen für die Erklärung bisher unverständlicher Heilvorgänge durch teilweise
Zerstörung ihrer Bestandteile von erkrankten Geweben und Organen
erweisen. Wichtig scheint mir die Untersuchung weniger einfacher Verletzungen und von Allgemeinerkrankung vom hier
eingenommenen Standpunkt, und zwar aus folgendem Gedanken-
gang:

Das wunderbare zweckmäßige Heilungsbestreben, das der
Körper bei so manchen ihrer Ursache und ihrer Wirkung nach
nicht so leicht wie bei einfachen Verletzungen zu überschauenden
Allgemeinerkrankungen zeigt, ist am einfachsten — ohne daß man
zu vitalistischen Anschauungen seine Zuflucht nehmen muß —
wohl in letzter Linie auf die Fähigkeit jeder Zelle zu Regenerations-
vorgängen zurückzuführen. Es kommt bei diesen Erkrankungen
auf irgendeine Weise zum Absterben, zur Zerstörung von Körper-
zellen, von Geweben, von Organteilen. Bei ihrer Heilung müssen
dieselben Gesetze wirksam sein wie bei derjenigen einfacher Verletzungen. Es ist deshalb sicher, daß manche chronische Organ-
und Allgemeinkrankheit nur deshalb nicht zur Heilung kommt,
weil der zur Regeneration erforderliche Reiz nicht wirksam wirkt,
sei es, weil er dauernd zu klein ist, oder weil er sich zu allmählich
entwickelt oder mit gleicher Stärke andauert. Heilend wirkt in
solchen Fällen die Verstärkung des Reizes, d. h. die Verstärkung
der Krankheitsursache. Viele therapeutische Maßnahmen wirken
auf diese Weise. Sie erschienen uns oft widersinnig, weil sie im
Gegensatz zu einem der wichtigsten Grundsätze der Therapie
stehen, indem sie nicht die schädigende Ursache beseitigen,
sondern sie gerade vergrößern.

9. Die Anpassung an Temperatureinwirkungen und ihre Bedeutung für die Lehre von den Erkältungskrankheiten.

Eine notwendige Bedingung für die volle Leistungsfähigkeit und regelrechte Zusammenarbeit der Teile aller höher entwickelten tierischen Lebewesen ist die Innehaltung einer bestimmten Körperwärme. Bei den Vögeln und Säugern sind die Grenzen, innerhalb deren diese Temperatur schwanken kann, sehr enge. Da aber die Temperatur der Umgebung an keinem Punkte der Erde und zu keiner Zeit eine gleichmäßige und mit der erforderlichen übereinstimmende ist, so haben alle homöothermen Tiere das Vermögen, selbst eine bestimmte Eigenwärme zu erzeugen und sie trotz Schwankungen in der Umwelt zu erhalten. [Es ist das eine der bekanntesten Leistungen der von W. Roux 1881 als ein „universelles und charakteristischstes Vermögen aller Lebewesen" aufgestellten Selbstregulation in der Vollziehung aller Gestaltungs- und Betriebsfunktionen (s. Selbstregulation 1901).] Der Grad dieser Anpassungsfähigkeit ist zwar ein außerordentlich hoher, aber immerhin doch ein beschränkter: Ist daher der Unterschied zwischen Eigen- und Umgebungstemperatur ein zu großer oder die Dauer der Wärmeentziehung oder -zufuhr von außen eine zu lange, so versagen die Ausgleichsvorrichtungen, es kommt zu geringerer oder größerer örtlicher oder allgemeiner Schädigung. Geleitet durch den Temperatursinn, suchen sich Tier und Mensch der Gefahr zum Teil zu entziehen, indem sie an einen geschützteren Ort sich begeben oder indem sie sich mit einer Hülle umgeben, die die Abkühlung bzw. Erwärmung erschwert. Durch die Herstellung von festen Schutzorten und durch den Gebrauch der Kleidung hat der Mensch sich in besonders hohem Maße unabhängig von Witterungseinflüssen gemacht. Es ist eigentlich anzunehmen, daß dadurch seine Anpassungsfähigkeit gelitten hat. Genaue Untersuchungen darüber, ob der Mensch gegenüber solchen Temperatureinwirkungen, die zu schweren Veränderungen, örtlichem oder Allgemeintod führen, weniger widerstandsfähig ist als Tiere, die schutzlos allen Unbilden des Wetters ausgesetzt sind, bestehen nicht. Dagegen glaubten bis vor kurzem die Ärzte, und glauben immer noch die Laien einen Beweis für die geringere Widerstandsfähigkeit des Menschen infolge geringerer Übung seiner Anpassungsvorrichtungen gegenüber freilebenden Tieren zu sehen in seiner Disposition zu sogenannten Erkältungskrankheiten. Unter Erkältungskrankheiten versteht man solche Gesundheitsstörungen, die teils unmittelbar durch einen schädigenden Einfluß der Wärmeentziehung auf den gesamten Körper oder irgendwelche seiner Teile entstehen, teils mittelbar durch Verminderung der Widerstandskraft gegenüber anderen krankmachenden Einflüssen, z. B. Bakterieninfektionen.

Die Kälte selbst dachte man sich auf zweierlei Weise wirksam, einmal als Reiz auf die Temperaturnerven, das andere Mal durch die Abkühlung der betroffenen Teile. Der Versuch, z. B. auch durch das Experiment tiefer in den Zusammenhang zwischen Kältewirkung und Krankheitsart einzudringen, führte zu so ungewissen Ergebnissen, daß mancher Forscher überhaupt das Bestehen eines solchen Zusammenhanges leugnen zu müssen glaubte. So kommt Chodounsky, der eine kritische Übersicht aller bisherigen Untersuchungen über die Bedeutung der Kälte als Krankheitsursache gegeben hat, die durch wichtige Selbstversuche und Tierexperimente gestützt ist, zu dem Ergebnis: „Erkältungsfaktoren, wie sie klinisch definiert sind, schädigen nicht und sind außerstande, den Organismus des Menschen zu schädigen, und zwar in keiner Hinsicht, verursachen direkt keine Erkrankungen und schaffen auch keine Dispositionen für Krankheiten überhaupt und für Infektionskrankheiten speziell."

Die Beweise gegen die alte Lehre von den Erkältungskrankheiten kann man einteilen in zwei Gruppen, sie betreffen einerseits die Feststellung, daß weder die geographische Verteilung der Erkältungskrankheiten noch ihr zeitliches Auftreten eine Beziehung zwischen der Zahl der Krankheitsfälle und dem durch die Witterung bedingten Grad der Erkältungsmöglichkeit erkennen lassen, weder findet man andererseits die größte Zahl von Erkältungserkrankungen zu Zeiten oder an Orten, wo die absolute Temperatur sehr tief ist oder Temperaturunterschiede sehr groß sind, noch dann und dort, wo andere Witterungsmomente zusammentreffen, die den stärksten temperaturentziehenden Einfluß besitzen. Weitere Beweise gegen die allgemeine Ansicht sehen die Gegner der Erkältungstheorie in den Ergebnissen experimenteller Untersuchungen an Tier und Mensch. Selbst sehr erhebliche, aber nicht zu örtlicher oder allgemeiner Erfrierung führende Wärmeentziehungen führen weder beim Mensch noch beim Tier zu eigentlichen Krankheiten, noch setzen sie die Widerstandsfähigkeit gegenüber Bakterieninfektion herab. Chodounsky selbst unterzog sich außerordentlich angreifenden Versuchen, er entzog dem ganzen Körper oder einzelnen Körperteilen beträchtliche Wärmemengen durch Einwirkung von kalten Bädern, kalter Luft. Er suchte die Beweiskraft seiner Versuche zu erhöhen durch möglichste Vergrößerung der einwirkenden Temperaturunterschiede, indem er z. B. der Kälteentziehung starke Erwärmung, selbst Überhitzung durch Ganz- oder Teilbäder, durch heiße Dampfanwendungen und ähnliches vorangehen ließ.

Die Richtigkeit und die Beweiskraft all dieser Untersuchungen sei im einzelnen hier nicht erörtert. Auf einen wichtigen Fehler, bei der Anstellung der Versuche und bei der Deutung ihrer Ergebnisse soll aber hier aufmerksam gemacht werden. Alle Untersucher gehen von der stillschweigenden Voraussetzung aus, daß, wenn überhaupt Kälteeinwirkung den Ausbruch einer Erkrankung bedingen oder auch nur begünstigen kann, dies um so leichter geschehen müsse, je höher der Grad der Abkühlung bzw. des Kältereizes war. Wie bereits erörtert, handelt es sich ja aber bei dem Einfluß von Wärme und Kälte auf den Körper um Reizwirkungen, die der Körper mit Schutz -und Abwehrbemühungen beantwortet. Erst das Versagen dieser Anpassungserscheinungen führt zu Wärme- oder Kälteschaden.

Der beabsichtigte Erfolg kann ausbleiben nicht nur, wenn die Anpassungserscheinungen gegenüber den Anforderungen zu schwach sind, sondern auch wenn sie überhaupt nicht auftreten. Das geschieht leicht dann, wenn der auslösende Reiz, hier der Temperaturunterschied, zu gering ist. Eine solche Temperatureinwirkung erzeugt aber, zumal wenn sie lange andauert, eine beträchtliche Abkühlung des Gesamtorganismus oder einzelner Teile und kann dann teils unmittelbar, teils auf dem Umwege über hierdurch bedingte nervöse, Zirkulations- oder sonstige Störungen zur Erkrankung führen. Auf dem doppelten Wege — einmal durch die nicht ausreichende Wirksamkeit der Anpassungserscheinungen gegenüber dem zu großen Anspruch, andererseits durch ihr Nachlassen infolge Abnahme der Reizbarkeit — werden kräftige Kältereize, wenn sie sehr lange mit gleicher Stärke andauern, schädlich.

Berücksichtigt man diese Überlegungen, so ergibt sich, daß

4*

die Versuche und die statistischen Untersuchungen Chodounskys und der Gegner der Erkältungstheorie ganz ungeeignet sind zur Entscheidung der Frage. Es kommt eben gar nicht auf die absolute Größe der Temperatureinwirkung an, sondern auf die Art, wie sie als Reiz wirkt. Große — nicht zu große — Reize führen durchaus nicht leichter zu Erkältungskrankheiten wie kleine Reize. Es ist also durchaus nicht verwunderlich, daß weder zu den kältesten Jahreszeiten noch an den rauhesten Orten nicht nur nicht mehr, sondern eher weniger Erkältungskrankheiten vorkommen als zur gemäßigten Jahreszeit und an gleichmäßig warmen Orten; ebenso ist es durchaus verständlich, daß nach den kurzen, starken Kältereizen, die in den Chodounskyschen und anderen Versuchen zur Anwendung kamen, keine Erkältungskrankheiten auftraten. Ob überhaupt durch statistische Feststellungen richtige Aufschlüsse zu erhalten sind, erscheint mir fraglich, da es zu schwer ist, den wichtigen Faktor der Reizbarkeit zu bestimmen. Versuche könnten eher zum Ziel führen, sie müßten allerdings von ganz anderen Gesichtspunkten ausgehen wie die Chodounskyschen. Einen gangbaren Weg da hat schon Rubner gezeigt. Diesem gelang es, durch längere Einwirkung von sehr schwacher Luftströmung eine Abkühlung der Haut zu erzielen, ohne daß die Versuchsperson sich der Ursache der Abkühlung bewußt wurde. Es handelt sich, wie schon Rubner annahm, hierbei um Wärmeentziehungen, die unter der Reizschwelle des wärmeregulatorischen Apparates liegen. Auch Chodounsky kennt Rubners Versuch, kann seine Bedeutung allerdings nicht anerkennen, weil er nicht verstehen kann, wie so geringe Temperatureinflüsse wirksam sein können, wo doch seine eigenen Versuche mit viel stärkeren Reizen ergebnislos blieben.

Davon, daß gerade geringe Kältereize eine größere, anhaltendere unangenehme Wirkung ausüben können als kräftige, kann man sich leicht überzeugen. Längeres Eintauchen der Hände in kühles Wasser hinterläßt eine lange anhaltende Kontraktion der Blutgefäße in der Haut dieser Hand, die sich sogar auf den ganzen Körper ausdehnen kann, während ebenso langes Eintauchen in Schnee eine starke Reaktion in Gestalt einer Blutüberfüllung der Hand, begleitet mit angenehmer Wärmeempfindung, erzeugt. Gleiche Unterschiede beobachtet man bei Einwirkung der Kälte auf den ganzen Körper. Starker Frost, ein eiskaltes Bad, ein Spaziergang im Sturm rufen lebhafte Anpassungserscheinungen des Körpers hervor, die kurze Zeit nach Aufhören der Kältewirkung zu völligem Ausgleich führen. Ein längerer Aufenthalt in kühlem Zimmer, in Zugluft stellen vielfach sicher viel geringere Wärmeentziehungen dar, trotzdem hinterlassen sie langandauerndes allgemeines Frösteln mit blasser Haut und Unfähigkeit, sich wieder zu erwärmen. Gerade diese letzteren Temperatur- und Witterungseinflüsse sind es ja, die der Laie im täglichen Leben beschuldigt, Erkältungskrankheiten zu verursachen.

10. Über Übung und Schonung vom Standpunkt der Anpassungslehre.

Die Ursache der funktionellen Anpassung an Mehrarbeit bezeichnet man im täglichen Leben wohl auch mit Übung. Man wendet diese planmäßig an, wenn man den Körper oder irgendwelche Organe an zu erwartende Mehrbeanspruchung, die, wenn er sie unvorbereitet leisten soll, schädlich wirken könnte, vorbereiten will. Den Gegensatz zur Übung bildet die Schonung, welche durch Fernhaltung bzw. Verminderung einer Beanspruchung eine Schädigung verhüten soll. Übung und Schonung sind in hohem Maße Gegenstand ärztlicher Beratung. Die allgemeine Kenntnis ihrer Gesetze ist leider sehr gering.

Über die Art, wie Übung der Muskulatur, von Drüsen, des Stützgewebes zweckmäßig erfolgen soll, sind im Vorhergehenden genügend spezielle Anweisungen gegeben worden. Sie sind ohne weiteres zu übertragen auf kompliziertere Vorgänge, wie sie z. B. durch die Tätigkeit des Magens und Darmes bei der Verdauung dargestellt werden. Auch hier ist immer der Satz maßgebend, daß Fähigkeit zur Mehrarbeit irgendeiner Art nur durch tatsächliche Mehrarbeit dieser Art erübt werden kann. Der Grad der übenden Mehrarbeit muß um ein Deutliches über die vorhergehende Leistung hinausgehen; wenn es sich um eine erhebliche, bis nahe an die Grenze der Leistungsfähigkeit gehende Tätigkeit handelt, so muß die Übungsarbeit die Grenze möglichst überschreiten. Es ist ein Unterschied zu machen zwischen Übung zu Dauerleistung und solcher zu Mehrarbeit in der Zeiteinheit.

Die Übung der eine Infektion bekämpfenden Kräfte ist eingehend besprochen worden.

In den Erörterungen über Anpassung an andere Gifte, über Heilung von Substanzverlusten durch äußere Gewalt oder durch Krankheit, über Erkältungskrankheiten finden sich die Gesichtspunkte für eine zweckmäßige Übung der entsprechenden Funktionen. Es erübrigt sich hier ein näheres Eingehen, das nur Wiederholungen bringen müßte. Ich empfehle jedem selbst die Anwendung auf jene strittigen, bisher nie von solchem Standpunkt aus in ihren Grundlagen erörterten Gebiete, wie sie die Übung an Mehraufnahme von Genußmitteln, die Abhärtung gegenüber Temperatureinflüssen darstellen. Er wird dadurch sowohl für theoretische Überlegungen wie für praktische Maßnahmen brauchbare Richtlinien gewinnen.

Etwas genauer sei noch der Begriff der Schonung vom Gesichtspunkt der Lehre von den Anpassungserscheinungen ins Auge genommen. Die Schonung soll die Tätigkeit eines Organes vermindern oder sie völlig stillegen, wenn durch letztere eine Schädigung befürchtet werden muß. Auf zweierlei Weise kann die eine Beanspruchung darstellende Tätigkeit schädigend wirken; einmal, wenn sie zu groß ist, andererseits, wenn sie ein erkranktes Organ betrifft. Letzterer Fall muß hier unberücksichtigt bleiben. Wir wissen nicht, welcher Art die Anpassungsfähigkeit eines erkrankten Organes ist, ob sie einfach vermindert oder ob ihre Gesetze völlig andere sind. Untersuchungen hierüber wären für die praktische Heilkunde äußerst wichtig, besonders an solchen Organen, deren ununterbrochene Tätigkeit, wie z. B. die des Herzens, lebenswichtig ist.

Eine Schonung gesunder Organe ist von Wert nur, wenn sie sich auf all diejenige Tätigkeit erstreckt, gegenüber der wegen ihrer Art eine Anpassung unmöglich ist. Das ist nicht, wie für gewöhnlich angenommen wird, die starke Tätigkeit an sich, die Tätigkeit bis an die Grenze der Leistungsfähigkeit. Zu große Ansprüche an die Arbeitsfähigkeit, sogenannte Überarbeitung, führt bei gesunden Organen tatsächlich an und für sich äußerst selten zu Schädigungen. Mit großer Gedankenlosigkeit wird von einer schädlichen Überarbeitung der Muskeln, besonders des Herzens, aber auch anderer Organe gesprochen. Es ist unmöglich, auch nur ein einziges Beispiel für eine schädigende Wirkung zu großer Inanspruchnahme eines Extremitätenmuskels zu erbringen. Ich kenne keinen Fall von Erkrankung eines Muskels durch Überanstrengung im Sport, bei der Berufstätigkeit, selbst nicht nach den alles Maß überschreitenden Anforderungen des Kriegsdienstes. Man sieht sie nie bei den ununterbrochenen Bewegungen Hysterischer oder organisch Kranker, bei der Athetose. Ob die sogenannten Abnutzungserscheinungen, die braune Atrophie des Herzens (und auch drüsiger Organe) wirklich in irgendwelcher Abhängigkeit von dem Grade der Leistung auftreten, ist doch sehr zweifelhaft, sie sind ebensogut als Alterserscheinungen aufzufassen. Der Zeitpunkt des Eintritts der reinen Senileszenzerscheinungen ist wesentlich durch Vererbung bestimmt (Roux).

Der Begriff der Überarbeitung ist von den Erscheinungen beim Herzmuskel, bei muskulösen Hohlorganen und bei Gebilden des Stützgewebes abgeleitet worden. Das Versagen der Anpassung an die Mehrarbeit führt hier zu schädlichen Dehnungen, deren Ursache durchaus nicht immer und nicht hauptsächlich die Größe der Beanspruchung, sondern ihre besondere Art ist. Die Arbeitsleistung an sich, soweit sie etwas Aktives bedeutet, ist überhaupt nicht schädlich, die Gefahr der Schädigung bezieht sich auf etwas Passives, die zu geringe Widerstandsfähigkeit gegenüber Belastung.

Eine Schonung gesunder Organe soll sich daher vornehmlich auf die Vermeidung oder auf die Verminderung solcher Belastung erstrecken, die zu einer Dehnung des arbeitenden Teiles führen kann. Dazu gehört neben zu großer besonders die zu lang anhaltende Belastung. Ist diese selbst nicht zu verkleinern oder ihre Dauer nicht zu abkürzen, so können ihre schädlichen Wirkungen gemindert werden durch Unterstützung der belasteten Gebilde.

Auf diese Weise wirken schonend viele stützende Vorrichtungen der Orthopädie: Plattfußeinlage, Wickelungen der Beine, Bauchdeckenbandagen, Gebärmutterringe und ähnliches. Ihre Verwendung zur Verhütung von Belastungs-, von Dehnungsschäden (nicht als Heilmittel bei schon ausgebildeten Belastungsstörungen) ist nur gegenüber den angegebenen Beanspruchungen berechtigt. Sie muß in allen anderen Fällen unterbleiben, weil sonst die Gefahr einer Schwächung durch verminderten Gebrauch oder durch Nichtgebrauch droht. Viel zu häufig erfolgt die unnötige Verordnung von schonenden Maßnahmen bei der Ausübung von größeren Leistungen aus Furcht vor einer etwaigen Schädigung. Die Nichtkenntnis der Ursache für das Ausbleiben der Anpassung führt sogar oft zum Verbot gerade solcher Tätigkeit, die übend wirkt, und zur Zulassung einer schädlichen Tätigkeit, lediglich weil erstere die größere ist.

Bei Erörterungen über manche Teile unserer Bekleidung, die zugleich stützend wirken (Schuhwerk, Korsett, Brusthalter), müßten die hier festgelegten Gesichtspunkte von der Wirksamkeit schonender Stützvorrichtungen berücksichtigt werden. Man vermißt sie bisher gänzlich. Wieviel ist schon gestritten worden über den Wert oder den Unwert der Schuhbekleidung, der Korsetts. Die einen sagen, daß durch enge, das Fußgewölbe hebende Schuhe der Fuß aus Mangel an Übung entartet und zur Plattfußbildung neigt. Sie empfehlen solche Fußbekleidung, die, wie Sandalen, nur dem Schutz gegen Kälte und Verletzungen dienen, dem Fuß aber sonst völlig freien Spielraum lassen. Die anderen fordern festumschließende Schuhe, weil sie allein Belastungsstörungen vermeiden. Beide Vorstellungen haben ihre Berechtigung. Es kommt eben nur auf die Art der Belastung an, welcher der Fuß ausgesetzt wird. Für die Zeit einer Dauerleistung, gegenüber welcher Anpassung nicht möglich, ist ein stützender Schuh zweckmäßig; während übender Tätigkeit, im Sport, soll der Fuß die Last ununterstützt tragen. Üben des ungestützten Fußes durch zweckmäßige kurze starke Belastungen kann seine Widerstandskraft gegen Dauerbelastung erhöhen.

11. Schluß: Über die Zweckmäßigkeit der Anpassungserscheinungen.

In der Einleitung wurde als gemeinsames Merkmal der so verschiedenartigen Anpassungsreize angegeben, daß sie zweckmäßige Wirkungen auslösen. Wie für jede Zweckmäßigkeit im tierischen Leben, so ist auch für diese eine einfache Erklärung nicht leicht. Schon Roux hat angegeben, daß die Erscheinungen der funktionellen Anpassung durch die Darwinsche Selektionstheorie nicht erklärt werden können. Er hat diese Theorie daher durch seine Lehre vom züchtenden Kampf der Teile im Organismus und von der in diesem gezüchteten Gewebseigenschaft der trophischen Wirkung der funktionellen Reize ergänzt. Von den Neovitalisten hat Pauli die Rouxschen Beobachtungen über die dimensionale Hypertrophie als Beispiel gewählt, um zu erweisen, daß in der organischen Welt das Walten eines urteilenden, nicht eines mechanischen Prinzips gelte. Er führt aus, daß bei der Anpassung des Bindegewebes an verschiedene mechanische Beanspruchung nicht diese, sondern nur das Bedürfnis das Maßgebende sei. „Das Bindegewebe, welches dem Zug Widerstand leistet, wird verdickt, wo, wie in Sehnen und Bändern, seine Verlängerung die Aufhebung seiner Leistung bedeuten würde, während es sich da in die Länge streckt, wo, wie an der Streckseite von Gelenken, die Verlängerung die Funktion fördert. Daß das Gewebe dabei darum anders reagiere, weil es an der einen Stelle einem kontinuierlichen, an der anderen einem intermittierenden Zug ausgesetzt ist, werde schon dadurch widerlegt, daß die gleiche, nur zeitig verschiedene, mechanische Inanspruchnahme nicht konträre Wirkung erzeugen kann. Nicht auf die mechanische Einwirkung, die das Gewebe erfährt, kommt es an, sondern auf die Funktion, die ihm seine Lage anweist. Nicht Zug und Druck seien die gestaltenden Faktoren, sondern das Bedürfnis ist es, und dieses bestimmt die Veränderung, welche sich an dem Gewebe vollziehen soll oder verhindert werden muß; darum verhält sich auch das gleiche Gewebe, wie z. B. das Bindegewebe, an verschiedenen Stellen verschieden und in der Summe aller seiner Leistungen teleologisch".

Wir haben im Vorhergehenden gezeigt, daß die Anpassung des Muskels an verschiedene Arbeit eine noch weitgehendere ist, als bisher angenommen wurde, und diese Anpassung ist nach üblicher Vorstellung höchst „zweckmäßig", wofür wir mit Roux objektiver und mechanistisch dauerfördernd bzw. dauerfähig sagen können. Ähnlich dauerförderndes Verhalten konnten wir auch für die Drüsen wahrscheinlich machen. Andererseits haben wir in eingehenderer Weise, als es bisher geschehen ist, die verschiedenen Bedingungen, welche eine Veränderung des Stützgewebes bewirken, untersucht. Beides Veranlassung genug, der Frage nach der sog. Zweckmäßigkeit, ihrer Entstehung, der Möglichkeit ihrer Erklärung einige Betrachtungen zu widmen.

Es ist zunächst ein leichtes, das Unrichtige der Paulyschen Vorstellungen zu erweisen. Wie wir gesehen haben, erfolgt die verschiedene Anpassung der Muskeln und Drüsen, besonders aber auch des Stützgewebes tatsächlich unter verschiedenen Bedingungen. Daß nicht das Bedürfnis maßgebend ist, beweist das Ausbleiben der Anpassung in vielen Fällen, obwohl das Bedürfnis zweifellos vorhanden ist, z. B. bei allen Belastungsdeformitäten. Man kann zur Erklärung dieses Ausbleibens nicht etwa angeben, daß hier die Ansprüche an die Anpassung zu groß sind. Das Versagen tritt ja gerade oft auf gegenüber in ihrer Größe sehr geringen Beanspruchungen. Mit der Vorstellung, daß ein urteilendes Prinzip ihre Ursache ist, läßt sich eigentlich die Tatsache eines Versagens zweckmäßiger Anpassung überhaupt nicht vereinen, man müßte denn annehmen, die Urteilskraft dieses Prinzips wäre eine beschränkte, oder aber die Mittel, die ihm zur Verfügung stehen, seien begrenzt. Beide Annahmen sind an sich unwahrscheinlich, wenn man an die mannigfachen, wunderbaren Lösungen denkt, die in der belebten Welt zur Befriedigung ein und desselben Bedürfnisses verwirklicht sind.

Wir sind im Verlaufe dieser Arbeit mehrmals zu Feststellungen gezwungen worden, die die Unrichtigkeit allgemein anerkannter, gar nicht mehr bezweifelter Anschauungen erwiesen; wir sind deshalb dazu berechtigt, die allgemeine Ansicht, daß die Anpassungserscheinungen zweifellos etwas Zweckmäßiges darstellen, erst auf ihre Richtigkeit zu prüfen.

Worin besteht denn das Zweckmäßige, wenn ein Muskel, der in der Zeiteinheit mehr arbeitet als früher, dicker wird durch Vergrößerung seines tätigen Querschnitts? Der Muskel arbeitete vorher mit einer bestimmten Kraft und konnte diese Tätigkeit ohne Veränderung seiner Struktur eine bestimmte Zeitlang täglich ausführen. Diese Arbeit war nicht das Höchste, was er leisten konnte, er war sowohl imstande, mit größerer Kraft wie auch längere Zeit als vorher zu arbeiten (sog. Reservekraft). Wenn sich unter dem Einfluß größerer Arbeit in der Zeiteinheit sein tätiger Querschnitt vergrößerte, so konnte er jetzt zwar leichter als früher die von ihm geforderte Mehrarbeit leisten, unbedingt erforderlich war aber dazu die Zunahme seiner Masse zweifellos nicht, dazu genügte ja die Reservekraft. Im Augenblick, wo die Vergrößerung seines Querschnitts eintritt, kann er zwar leichter als vorher, d. h. unter geringerer Kraftentwickelung jeder einzelnen Faser arbeiten, im selben Augenblick ist aber auch seine Fähigkeit zu größerer Höchstleistung unter Zuhilfenahme der Reservekraft gestiegen. Ist dies zweckmäßig? Doch höchstens, wenn er jetzt die neue Arbeit längere Zeit fortsetzen soll. In all den Fällen sicher nicht, wo die Hypertrophie auslösende Mehrbeanspruchung ausbleibt. Wenn das Bedürfnis die Veranlassung zur Hypertrophie sein soll, woher weiß denn das urteilende Prinzip, daß die Mehrarbeit sich wiederholen wird? Es wird zwar in den meisten Fällen so sein, braucht es aber doch nicht zu sein. Es ist früher oft so gewesen, es ist in der Mehrzahl der Fälle das Wahrscheinlichere, daß es jetzt auch wieder so sein wird, das bringen die Verhältnisse, unter denen die Lebewesen stehen, meist so mit sich.

Ganz ähnlich ist die Zweckmäßigkeit bei anderen Anpassungserscheinungen zu beurteilen. Die nach einer überstandenen Infektion erlangte Immunität ist etwas sehr Zweckmäßiges, die Dauerfähigkeit des Individuums Erhaltendes, wenn es zu einer erneuten Infektion kommt. Woher weiß aber der Körper, daß eine solche wieder eintreten kann? Warum bleibt überdies die Immunität gegenüber manchen Erregern aus? Auch hier ist die Wahrscheinlichkeit, daß es zu einer erneuten Infektion kommt, sehr groß. Es ist wohl in sehr vielen, vielleicht in der Mehrzahl der Fälle so gewesen, daß die Infektion sich wiederholte. Bleibt vielleicht die Anpassung in den Fällen aus, wo es sich um Erreger handelt, die eben nur selten mehr als einmal den Körper befallen? Es spricht manches dafür, daß dem tatsächlich so ist.

Die Anpassung tritt auf gegenüber Ansprüchen, die seit sehr langer Zeit immer wieder dem Lebewesen entgegentreten. Alle Anpassungen machen daher den Eindruck des erst allmählich Erworbenen. Hierfür spricht ein Vergleich einerseits derjenigen Anforderungen, an die Anpassung erfahrungsgemäß eintritt, andererseits derjenigen, bei denen sie ausbleibt. Wählen wir das Beispiel des Stützgewebes. Diejenigen Mehrbeanspruchungen, die eine zweckmäßige Anpassung auslösen, sind die natürlichen, denen die Lebewesen immer wieder ausgesetzt werden. Es sind die kurzen, kräftigen Stöße, Züge, Druckwirkungen. Die Anpassung bleibt aus und führt zu krankhaften Störungen beim Menschen gegenüber unnatürlichen Dauerbelastungen, wie sie durch langes Stehen, langes Sitzen dargestellt werden. Die Anpassung an Bakteriengifte einerseits, das Ausbleiben derselben gegenüber den meisten anorganischen Giften andererseits spricht ebenfalls für die Wirksamkeit der Wiederholung. Es wäre sehr wichtig, zu untersuchen, wie sich der Körper gegenüber Bakterien verhält, die für gewöhnlich keine Gelegenheit haben, in den Körper einzudringen.

Ist es in diesem Zusammenhange nicht auffällig, daß gewisse Anpassungserscheinungen nur gegenüber solchen anorganischen bzw. pflanzlichen Giften auftreten, von denen angenommen werden muß, daß sie seit sehr langer Zeit dem Körper einverleibt wurden: Genußgifte?

Wir konnten zeigen, daß bei der Ausbildung irgendeiner Anpassungserscheinung das Wirksamwerden von Reizen eine große Rolle spielt. Zum Wesen des Reizes gehört eine Änderung des vorherigen Zustandes, ein nicht zu allmählicher Wechsel. Der plötzliche Wechsel gehört aber seit undenklicher Zeit zum Wesen des Lebendigen und seiner Umgebung.

Die eben erwähnten Tatsachen stellen zwar wichtige Bedingungen dar, die bei dem Zustandekommen der Anpassung eine wesentliche Rolle spielen, eine Erklärung der Anpassungserscheinung selbst geben sie natürlich nicht. Immerhin genügen sie, um die — nur beschränkte — Zweckmäßigkeit ihres geheimnisvollen Charakters zu berauben. Wir selbst neigen zur Annahme, daß die Zweckmäßigkeit am ehesten auch hier erklärt wird durch die Grundsätze der Darwinschen Selektion. Zweifellos aber handelt es sich bei der Anpassungsfähigkeit in jedem Falle um eine allmählich erworbene, dann vererbte Eigenschaft. Die Vererbtheit wird auch durch folgende Überlegungen erwiesen. Tandler hat aus anatomisch künstlerischem Interesse heraus die Menschen eingeteilt in drei Gruppen: in solche, deren Muskulatur einen normalen Tonus hat, in solche mit einem vermehrten und solche mit einem verminderten Tonus. Er hält diese Konstitutionen für angeboren, vererbt. Die Tandlersche Einteilung hat mehr als nur anatomische und morphologische Bedeutung. Nach unseren Beobachtungen sind die Muskeln der Hypertonischen in weit höherem Maße als die der Hypotonischen befähigt, auf Mehrbeanspruchung in der Zeiteinheit sich zu verdicken. Die Hypotonischen passen sich indessen viel besser als jene an Dauerarbeit an. Ein Hypertoniker ist zum Athleten geboren, nicht allein wegen der von vornherein bei ihm besser entwickelten größeren Muskelmasse durch Roux' größeren vererbten Muskelbildungskoeffizienten, sondern wegen der Fähigkeit seiner Muskulatur, auf dieselbe Mehrarbeit stärker zu hypertrophieren wie die eines Hypotonikers, infolge des größeren Anpassungs-Bildungskoeffizienten (s. S. 16). Dieser wieder erlangt viel leichter als jener eine höhere Unermüdlichkeit durch Dauerarbeit. (Ein eigenartiges Licht wirft die Feststellung solcher Verhältnisse auf die Natur der Zweckmäßigkeit. Es gibt demnach verschiedene Grade der Zweckmäßigkeit trotz gleich starken Bedürfnisses.) Ähnlich unterscheiden sich verschiedene Rassen in viel höherem Maße, verschiedene Arten und Klassen durch angeborene Fähigkeit, auf gleich starke Reize dem Grade nach verschieden sich anzupassen. Es liegt nahe, zu untersuchen, ob dies auch für verschiedene Organe und Gewebe desselben Individuums gilt, ob nicht sogar grundsätzlich verschiedenes Verhalten vorkommt.

Es ist zweifellos, daß der Grad der Anpassung gegenüber Dauerbelastungen bei den verschiedenen Geweben nicht der gleiche ist und nicht allein durch Unterschiede in der mechanischen Festigkeit, in der vorhandenen funktionellen Struktur, zu erklären ist.

Beim Wachstum von Aneurysmen sieht man, wie dem gleichmäßigen Druck der mechanisch viel festere Knochen nachgibt, während das die Wandung bildende Bindegewebe ihm standhält (s. S. 23). Im Anschluß an geringfügige Verletzung des Stützapparates, sei es durch Nachgeben gegenüber der Belastung, sei es durch grobe Kraft, die zu Zerreißung geführt hat, treten Veränderungen der normalen Belastungsrichtungen auf, die zu dauernden Schädigungen führen, weil sich der Körper an die neuen Bedingungen nicht anpassen kann. Die Orthopädie kennt zahlreiche Fälle, wo z. B. leichte Erkrankungen an den Füßen mit sehr geringer Störung der regelrechten Belastungsverhältnisse zu nachhaltigen Schädigungen an Knie und Hüftgelenk und an der Wirbelsäule führen, die um so auffälliger sind, als gegenüber ganz ähnlichen, aber viel größeren Störungen, z. B. Brüchen mit starker Verlagerung der verheilten Bruchstücke, vollkommene Anpassung eintritt. Diese Erscheinungen könnten auf zweierlei Weise erklärt werden. Die auffällige Nachgiebigkeit ist entweder zurückzuführen auf eine sehr mangelhafte Anpassungsfähigkeit gewisser Gewebs- und Organteile — vielleicht sind es solche, die eben nur sehr selten solchen Beanspruchungen ausgesetzt sind, die der Richtung oder der Art und dem Grade nach den krank machenden ähnlich sind —, oder es fehlt diesen Teilen von vornherein eine funktionelle Struktur. Unterschiede in der Anpassungsfähigkeit könnten sehr wohl ein und derselben Art des Stützgewebes zukommen in Abhängigkeit von örtlichen Umständen. Es könnte das Bindegewebe der Arterienwand eine ganz andere Anpassungsfähigkeit an Druck- und Zugkraft besitzen, wie ebenso dichtes, mechanisch ebenso widerstandsfähiges Bindegewebe einer Sehne. Die merkwürdigen pathologisch-anatomischen Bilder bei chronischen Gelenkerkrankungen (Arthritis deformans) hat man erklären wollen als Ausdruck verfehlter, ungleichmäßiger Anpassungsbemühungen der erkrankten Gewebe. Genauere Untersuchungen wären gerade bei diesem Krankheitsbilde sehr aussichtsreich. Die bisherigen Versuche, die Bedeutung der Belastungsbeanspruchung bei der Entstehung der Arthritis deformans darzustellen, führte zu gänzlich widersprechenden Ergebnissen, meines Erachtens zum größten Teil wegen der Unkenntnis der vorstehend entwickelten Vorstellungen über die verschiedene Wirkung von kurzer und von Dauerbelastung, sowie der ausgezeichneten Arbeit G. Pommers über Arthritis deformans. Nur bei Roux (1895 s. oben S. 22) und Beneke (1897) finde ich die Vermutung, daß man grundsätzlich zwischen kurzen stoßartigen Belastungen und zwischen gleichmäßig andauerndem Druck bei Anpassung der Knochenstruktur unterscheiden müsse.

Grundsätzlich abweichendes Verhalten irgendwelcher Gewebe in ihrer Anpassungsfähigkeit im Vergleich zu dem der übrigen Gewebe ist unwahrscheinlich, deswegen, weil ja das gewöhnliche Verhalten zurückzuführen ist auf die allgemeingültigen, einfachsten Reizgesetze. Verhält sich vielleicht das Epithelgewebe an manchen Orten abweichend? Entstehen Schwielen durch andauernden gleichmäßigen, selbst geringen Druck oder eher durch mit Unterbrechungen auftretenden?

Die Kenntnis von Unterschieden im zweckmäßigen Verhalten ist von großer Wichtigkeit für die Erklärung der Entstehung und der Natur organischer Zweckmäßigkeit überhaupt. Diese hat nicht nur theoretisches, sondern gerade auch für die Heilkunde großes praktisches Interesse. Die Äußerungen der Krankheiten sind oft zweierlei Art; sie sind zum Teil als Anpassungsbestrebungen, zum Teil als schädliche Folgen der Krankheitsursache anzusehen; die erstere soll der Arzt unterstützen, die letztere bekämpfen. Dazu ist eine sichere Unterscheidung beider erforderlich, welche leider bisher sehr oft noch nicht möglich ist. Sie würde aber leicht sein bei genauerer Kenntnis der Natur des zweckmäßigen Vorganges.

12. Literatur.

Asch, Max, Zur Hypertrophie der quergestreiften Muskeln, speziell des
Herzmuskels. Julius Springer, Berlin 1906.

Barfurth, Dietr., Regeneration und Transplantation in der Medizin.
Jena, 1910. 72 Seiten.

Beneke, Rudolf, Zur Lehre von der Spondylitis deformans. Beiträge
zur wiss. Medizin, S. 18. Braunschweig 1897.

Bier, Aug., Die Hyperämie als Heilmittel. 6. Aufl. 1907.

Bruns, Welche Faktoren bestimmen die Herzgröße? Münch. med. Wochen-
schrift 1909, Nr. 20.

Chodounsky, Karl, Erkältung und Erkältungskrankheiten. Wien 1907.

Eisler, Paul, Die Muskeln des Stammes. Jena 1912. 704 Seiten.

Fick, Adolf, Über die Längenverhältnisse der Skelettmuskeln. Moleschotts
Untersuchungen zur Naturlehre 1860, 7, 251—264. Gesammelte
Schriften 1, 444—455.

— Untersuchungen über Muskelarbeit. Denkschrift der Schweiz. Naturf. Ges.
Bern. Basel 1867. Gesammelte Schriften. Würzburg 1903, 2, 105—176.

Forlanini, Sulli etiologia e la patogenesi dell' enfisema pulmonare. Poli-
clinico 1890.

Gebhardt, Walter, Über funktionell wichtige Anordnungsweisen der groben
und feineren Bauelemente der Wirbeltierknochen. Archiv f. Entwicklungsmechanik 12. 1901. Bd. 20. 1905.

— Auf welche Art der Beanspruchung reagiert der Knochen jeweils mit
der Ausbildung einer entsprechenden Architektur. Daselbst 16 und
Ber. d. Vers. Deutscher Naturf. u. Ärzte 1902 zu Karlsbad.

Goldscheider und Aust, Über die spezifische Behandlung des Typhus.
Deutsche med. Wochenschr. 41, H. 13. 1915.

Grober, Über die Einwirkung dauernder körperlicher Arbeit auf das Herz.
Wiener med. Wochenschr. 1913, Nr. 7, S. 441.

— Über die Arbeitshypertrophie des Herzens und seiner Teile. Zentralbl.
f. d. ges. inn. Med. 1907, Nr. 26.

— Über die Beziehung zwischen Körperarbeit und der Masse des Herzens und
seiner Teile. Archiv f. experim. Pathol. u. Pharm. 9, 429. 1908.

Horvath, Alexis, Über die Hypertrophie des Herzens. Wien 1898.

Joachimsthal, Funktionelle Formveränderungen an den Muskeln. Archiv
f. klin. Chir. 54, H. 3.

Kolle, Die Grundlage der Lehre von der erworbenen Immunität, in: Kolle
und Wassermann 14, 2. Aufl.

Külbs, Experimentelles über Herzmuskel und Arbeit. Archiv f. experim.
Pathol. u. Pharm. 55. 1906.

— Herzmuskel und Arbeit. Verhandl. d. Kongr. für innere Medizin, S. 433.
München 1906.

— Über den Einfluß der Bewegung auf die Entwickelung innerer Organe.
8. Flugschrift d. Deutschen Ges. f. Züchtungskunde. Hannover 1908,
Schaper, und erweiterter Neudruck, 2. Ausgabe. Hannover 1910, Schaper.

Lange, W., Die anatomischen Grundlagen für eine myogene Theorie des
Herzschlages. Archiv f. mikr. Anat. 84, Abt. I, 215. 1914.

Levy, Oskar, Über den Einfluß von Zug auf die Bildung faserigen Binde-
    gewebes. Archiv f. Entwicklungsmech. **18**. 1904.
— Funktionelle Anpassung. Handwörterbuch der Naturwiss. **4**. 1913.
Örtel, Über Terrainkuren.
Pommer, Gust., Mikroskopische Befunde bei Arthritis deformans. Wien
    1913, A. Hoelder. Auch in Denkschrift. der mathematisch-naturwissen-
    schaftlichen Klasse der Akademie der Wissenschaften. **89**. Wien.
Pauly, August, Darwinismus und Larmarckismus. München 1906, Ernst
    Reinhard.
Roux, Wilhelm, Der Kampf der Teile im Organismus. Leipzig 1881.
— Über die Selbstregulation der „morphologischen" Länge der Skelett-
    muskeln des Menschen. Jenaische Zeitschr. f. Naturwiss. N. F. **9**. 1883.
— Beschreibung und Erläuterung einer knöchernen Kniegelenksankylose.
    Archiv f. Anat. u. Physiol., Anat. Abt. 1885.
— Das Gesetz der Transformation der Knochen. Berliner klin. Wochenschr.
    1893.
— Anpassung, funktionelle. Eulenburgs Real-Enzyklopädie d. ges. Heil-
    kunde, speziell: Enzyklopäd. Jahrbücher 4. 1894.
— Gesammelte Abhandlungen über Entwicklungsmechanik der Organismen.
    Bd. **1** Funktionelle Anpassung (enthält alle vorgenannten Abhandlungen
    und in der „Zusammenfassung", S. 803—816, die Gesetze kurz formu-
    liert). Leipzig 1895.
— Über die Dicke der statischen Elementarteile und die Maschenweite
    der Substantia spongiosa der Knochen. Zeitschr. f. orthopäd. Chir. 4. 1896.
— Über die funktionelle Anpassung des Muskelmagens der Gans. Roux'
    Archiv f. Entw.-Mech. **21**, S. **467**. 1906.
— Die vier kausalen Hauptperioden der Ontogenese sowie das doppelte
    Bestimmtsein der organischen Gestaltungen. Mitt. d. Naturforschenden
    Gesellschaft zu Halle a. S. Bd. 1, 1911, S. 1—13. Kommissionsverlag von
    L. Nebert, Halle a. S.
— Terminologie der Entwicklungsmechanik der Tiere und Pflanzen. Leipzig
    1912. 465 Seiten. M. 10.—. Enthält in Kürze alles Wesentliche und
    Hinweise auf die Originalien.
— Anpassungslehre. Histomechanik und Histochemie. Virchows Archiv
    209. 1912. (S. auch Bd. **206**.)
— Die Selbstregulation, ein charakteristisches und nicht notwendig vita-
    listisches Vermögen aller Lebewesen. Nova Acta der Kaiserl. Leopold.
    Carol. Akad. d. Naturf. **100**. Leipzig 1914, Engelmann. M. 5.—
Rubner, Max, Über insensible Luftströmungen. Archiv f. Hygiene **50**, 296.
Stadler, Über die Massenverhältnisse des Kaninchenherzens bei experim.
    erz. Trikuspidalinsuffizienz. Deutsches Archiv f. klin. Med. **83**. 1905.
Stern, Heinrich, Theorie und Praxis der Blutentziehung, nach dem gegen-
    wärtigen Stande der Wissenschaft bearbeitet. Würzburg 1914, Kabitsch.
Strasser, H., Zur Kenntnis der funktionellen Anpassung der gestreiften
    Muskeln. Stuttgart 1883.
Wright, Studien über Immunisierung. Jena 1909, Fischers Verlag.

Druck der Spamerschen Buchdruckerei in Leipzig.